KB107809

감기약의 불편한 진실

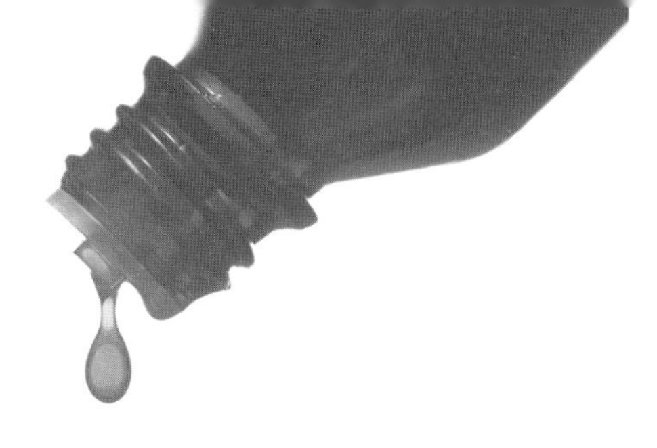

핵심만 읽는
전나무숲
건강이야기
01

감기약의 불편한 진실

전나무숲 편저

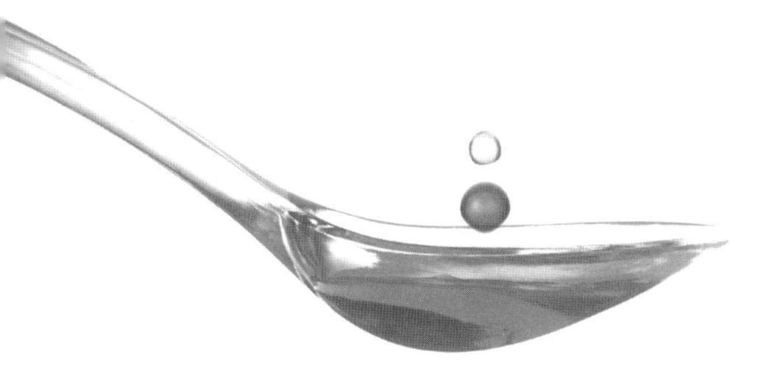

전나무숲

프롤로그

감기약은 감기 치료를 '늦추는 약'이다

감기 증상이 느껴지면 사람들은 약부터 찾는다. 어찌된 일인지 우리 머릿속에는 '감기는 초반에 확 잡아야 한다'는 인식이 깔려 있기 때문이다. 요즘은 처방전이 없어도 약국에서 살 수 있는 감기약이 많고, 심지어 편의점에서도 감기약을 살 수 있다.

문제는 우리의 믿음과 달리 감기약은 감기를 '치료하는 약'이 아니라 감기 치료를 '늦추는 약'이라는 데 있다. 바이러스가 원인인 감기는 아직 어느 나라 어떤 연구진도 근원적인 치료제를 만들어내지 못하고 있다. 하지만 치료제는 못 찾는 것이 아니라 안 찾는 것이기도 하다. 사실 감기는 약이 필요 없는 질병(?)이기 때문이다. 그저 내 몸의 면역력을 믿고 푹 쉬고 잘 먹고 잘 자면 짧으면 2~3일, 길어도 2주 정도면 아무런 부작용과 후유증 없이 증상이 사라진다. 차갑고 매서운 바람이 휩쓸고 지난 뒤 다시 훈풍이 부는 것처럼 말이다. 그 바람은 언젠가 다시 불겠지만, 잠시 불고 또다시 사라질 뿐이다.

가만히 있어도 사라질 감기인데 사람들이 감기약을 먹는 이유는 기침, 콧물, 가래와 같은 증상이 빨리 낫길 바라는 마음 때문이다. 그런데 '감기 증상'이라고 알고 있는 이러한 증상들이 우리가 알고 있는 것과 다르다면?

사실 감기 증상은 그 자체로 감기가 낫는 과정이다. 감기 바이러스가 우리 몸에 침투하는 순간 감기에 걸린 것이며,

그때부터 우리 몸의 면역력은 감기를 이겨내기 위해 혼신의 힘을 다한다. 그 과정에서 생겨나는 것이 기침, 콧물, 가래다. 따라서 기침, 콧물, 가래는 감기 증상이 아니라 감기가 치료될 때 나타나는 증상인 것이다. 그러니 푹 쉬고 잘 먹으면서 그 증상들을 가만히 두면 우리 몸은 감기를 이기게 되어 있다. 엄밀한 의미에서 '감기 증상'은 없는 것이다.

하지만 현대의학은 "그것이 바로 감기 증상이다. 그 증상들을 없애기 위해 감기약을 먹어야 한다"라고 종용한다. 감기약은 기침, 콧물, 가래를 억제하는데, 그러면 그럴수록 감기 바이러스는 더 강해지고 계속 우리 몸에 남아서 되살아날 기회를 모색한다. 안타깝게도 '감기약을 복용하면 감기가 치료될 것'이라는 믿음을 감기약이 배신하는 셈이다.

감기약은 부작용도 있다. 감기약이 우리 몸에 미치는 부작용은 생각보다 크고, 또 다른 문제를 불러오기도 한다. 특히 항생제 남용은 개인의 문제를 넘어 국가적인 문제로 지적되고 있다. 외국에서도 우리나라의 항생제 남용을 '위험한 수준'으로 보고 있다. 이는 '슈퍼바이러스가 탄생'할 수 있으며, 이제까지 알려진 그 어떤 항생제도 이겨내는 새로운 바이러스가 우리나라를 휩쓸 수 있음을 의미한다. 그래서 감기약의 문제는 국가가 관리해야 하는 심각한 영역이다.

감기약에 이러한 문제가 있음에도 불구하고 계속해서 남용되는 이유는 무엇일까? '전문가'라는 의사들을 믿어야 한다는 강박 때문이라고 할 수 있다. 하지만 의사들을 믿되 맹신해서는 위험하다. 감기와 관련된 시장의 규모가 한국인의 사망 원인 1위라는 암 시장 규모보다 무려 1조 원이 더 많은데, 이 어마어마한 시장을 놓치지 않으려는 세력이 있기 때문이다. 세계적으로 권위를 인정받는 병원의 의사들이 "감기약은 전혀 필요 없다"라고 말해도, 우리나라 의사들이 끊임없이 감기약을 처방하는 이유는 이와 무관하지 않다.

이 책에는 감기와 감기약에 대해 꼭 알아야 할 내용만 실었다. 감기에 걸렸을 때 어떻게 해야 감기에서 빠르게 벗어날 수 있는지도 알려준다. 아마도 이 책이면 감기와 감기약에 대한 상당한 지식을 습득할 수 있을 것이다.

감기에 대한 올바른 지식을 통해 감기약에 의존하던 마음을 털어내고 불필요한 약은 과감히 버리고 면역력을 높여 건강을 지킬 수 있길 기대한다.

_ 전나무숲 편집부

차 례

PART 3

감기를 이기는 비타민과 면역력의 힘

PART 1

우리가 믿어온 **감기약의 효능은 허구였다**

감기는 인류 초기부터 있어왔고 지금도 있으며 앞으로도 계속 있을 것이다. 그리고 우리가 알고 있는 '감기약'은 현대의학과 제약회사가 발전하면서부터 존재했다. 하지만 감기약이라고 불리는 치료제는 결코 감기를 근원적으로 치료하지 못한다. 감기약에 대한 믿음이 굳건한 우리는 환절기에 특정 증상이 나타나면 어김없이 감기약부터 찾지만, 감기약의 실체를 자세히 들여다보면 허탈할 정도다. 그저 상식의 눈으로 바라봐도 그것은 '감기약'이 될 수 없기 때문이다. 우리가 이제껏 믿어왔던 감기약에 대해 무엇이 진실이고 무엇이 허구인지 하나씩 차근차근 따져보자.

감기는 치료제가 없다

인간이 두려워하는 것 중에 하나가 질병이다. 질병은 나도 모르게 갑자기 올 수 있다는 점에서 공포감을 극대화한다. 이러한 질병 공포감의 등에 업혀서 지나치게 과대 포장된 질병이 감기다. 사실 감기는 '질병'이라고 표현하는 것 자체가 애매할 정도로 실체가 명확하지 않다. 일본의 감염증 전문의 기시다 나오키 박사는 그 이유를 이렇게 설명한다.

"대부분의 의대에서는 감기 진단법을 배우지 않는다. 왜냐하면 감기라는 질병은 전 세계적으로 특정한 정의가 없기 때문이다. 아직까지 감기 치료제는 개발되지 않았으며, 감염증학의 저명한 교과서조차 감기를 애매모호한 표현으로 다루고 있다."[1)]

오죽하면 '감기약을 발명하면 노벨의학상 감이다'라는 말이 생겼을까.

감기는 인류와 함께해온 오랜 친구다

의학적으로 감기는 '상기도 감염증'으로 정의한다. 상기도(上氣道)는 '기도 윗부분'에 있는 코, 비강, 후두를 지칭한다. 그러니까 병명상으로 감기는 '상기도가 감염되었다'고 간단히 정의될 뿐 정확히 어떤 질병인지 알기 힘들다. 그래서 치료제도 발견되지 않았다. 영국 카디프대학교 감기연구소 로널드 에클스 소장의 말이 이러한 상황을 뒷받침한다.

"1960년대는 다양한 감기 바이러스들이 발견되던 시기였고, 사람들은 바이러스 예방약이나 치료약을 개발할 수 있으리란 생각에 들떠 있었다. 하지만 많은 대형 연구소가 얼마 가지 않아 문을 닫았다. 치료제를 찾지 못해서다. 사람들은 점점 환멸을 느꼈다. 소아마비나 천연두처럼 백신이나 치료제 개발을 기대했건만 현재까지도 감기 백신은 없다. 앞으로도 감기 치료제 개발은 거의 불가능해 보인다."

다행인 것은 감기는 그저 푹 쉬고, 잘 먹고, 잘 자면 자연스럽게 낫는다는 점이다. 아무런 후유증도 상처도 남기지 않는다. 다양한 증상이 바람처럼 왔다가 바람처럼 갈 뿐이다. 뿐만 아니라 감기는 인류의 역사와 함께해온 질병이다. 이에 대해 미국의 의학사학자인 에릭 카셀은 이렇게 말했다.

"감기는 그냥 감기다. 변한 것은 감기의 의미일 뿐이다. 사람들은 늘 감기에 걸렸다. 원시시대에 살았던 사람도 감기에 걸렸다. 그들은 콧물이 흐르고 목이 아픈 증상을 '카타르(catarrh)'라고 불렀다. 카타르라는 말은 '흘러내린다'는 의미의 라틴어 카타루스(catarrhus)에서 진화한 용어다. 눈, 코, 입에서 흐르는 것은 무엇이든지 카타르라고 했다."[2)]

결국 감기는 우리가 가지고 있는 두려움과는 다르게 '원래부터 있었고, 확실한 치료법이 없으며, 며칠 푹 쉬면 사라지는 증상'이다. **성인은 통상적으로 1년에 2~3회 정도, 어린이들**

은 6~10회 정도 감기에 걸린다고 한다. 어떻게 보면 감기에 걸렸다고 호들갑을 떨 필요도, 심각하게 생각할 필요도 없는 것이다. 마치 몸이 극도로 피곤할 때 잠을 자고 나면 피곤이 풀리듯, 감기에 걸리면 푹 쉬고 잘 먹고 잘 자면 되는 것이다.

현대의학이 밝힌 감기의 원인은 '바이러스'다. 대개 사람들과 접촉하거나 공기 중에 떠돌던 바이러스가 호흡기를 통해 체내에 침투해서 나타나는 증상을 '감기'라고 부른다. 현재 감기 바이러스는 약 200여 종으로 알려져 있으며, 바이러스의 종류에 따라 증상이 다르다. 최근에는 명확한 감염원이 확인되지 않았지만 박쥐나 낙타 등 동물에 있던 바이러스가 사람에게 감염되었을 것으로 추정되는 경우도 있다. 이들 중에는 다양한 원인으로 변종이 일어나는 바이러스도 있다. 이는 특수한 경우로, 의학계에서도 일반 감기와 구분해서 다루고 있다.

감기와 독감은 다른 질병이다

감기 하면 자연스레 떠오르는 단어가 '독감'이다. 많은 사람들이 '감기는 가벼운 증상이고, 증상이 심각해지면 독한 감기, 즉 독감으로 발전하고, 잘못하면 목숨을 잃을 수도

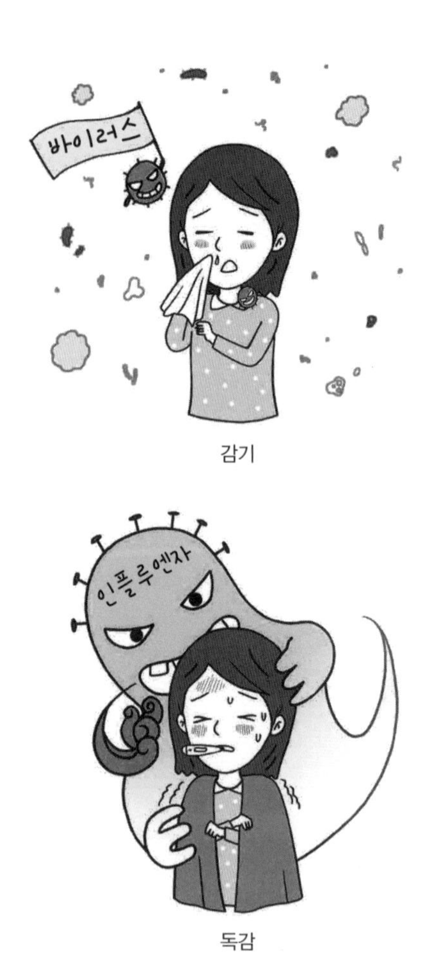

감기

독감

감기와 독감은 전혀 다른 종류의 질병으로,
발병 원인도 다르고 경과도 다르다.

있다'고 생각하는데, 감기와 독감은 '전혀 다른 종류의 질병'이다.

우선 병명부터가 완전히 다르다. 감기는 'common cold(코먼 콜드)'이고 독감은 'influenza(인플루엔자)'이다. 발병 원인도 다르고 경과도 다르다. 감기로 죽는 사람은 드물지만, 독감으로 사망했다는 뉴스는 심심찮게 들린다. 특히 '독감으로 수백 명이 사망했다'는 뉴스는 감기에 대한 더욱 공포스런 분위기를 조장한다. 지난 2015년의 독감 사망자는 238명으로, 우리 사회를 충격과 공포로 몰아넣었던 중동호흡기증후군(메르스, 코로나바이러스가 감염 원인) 사망자인 37명의 6.4배에 달한다.

일반 감기는 200여 종에 이르는 다양한 바이러스에 의해 발병하지만 독감은 '인플루엔자'라는 단 한 가지 바이러스에 의해 발병한다. 전염 경로에도 차이가 있다. 감기는 손에 묻은 바이러스가 입이나 코, 눈을 통해 체내로 침투해서 감염되는 경우가 가장 많지만, 독감은 사람의 호흡기에 의해 공기 중으로 전파된다.

원인도 증상도 전파 경로도 다른 만큼 감기와 독감을 연관 지어 생각하지 말고 '초기 감기의 방치 → 독감 → 생명의 위협'이라는 도식을 머릿속에서 떨쳐내야 한다.

서울아산병원 가정의학과 조홍준 교수는 이렇게 말한다.

	일반 감기	독감
원인	200여 종의 바이러스	인플루엔자 바이러스
감염 경로	손에 묻은 바이러스가 입이나 코, 눈을 통해 체내로 침투해서 감염	공기 중 전파로 감염
시작	서서히	갑작스럽게
열	드문 편이다(미열)	고열(39도)
기침과 흉통*	약한 편이다	흔하고 심하다
콧물, 코막힘	흔하다	때때로
두통, 근육통*	약한 편이다	흔하며 심한 몸살
피로, 쇠약감	약하다	2~3주 지속
합병증*	드문 편이다(소아 귀통증, 소비동 출혈 정도)	폐렴, 치명적이다
치료약	증상마다 대처	항바이러스제(타미플루 등)
예방약	없다	인플루엔자 백신, 항바이러스제

* 최근 야생동물에서 전파된 바이러스에 감염된 일부 감기는 심한 호흡기 질환과 근육통이 동반되며, 폐렴으로 발전하는 사례가 다수 있었다.

"우리나라에서는 감기라는 질병에 대해 많은 오해를 하고 있다. 가장 흔히 돌아다니는 말이 '감기는 만병의 근원이다'인데, 감기는 흔하지만 만병의 근원은 아니다. 오히려 감기를 관리하는 과정에서 문제가 생긴다. 감기는 그냥 놔두면 대개 2~3주 안에 다 회복된다."[3)]

감기약이 부르는 다양한 부작용들

감기약을 포함한 의약품의 부작용은 빠르게 증가하고 있다. 2006년에는 2,400건에 불과했던 관련 보고가 10년 만에 80배 가까이 늘어났으며, 인구 1명당 발생 건수로는 우리나라가 미국에 이어 전 세계 2위다. 이 가운데 감기약만 특정해서 부작용 발생 건수를 확인하기는 어렵지만, 간단하게는 졸음부터 심한 경우 발암물질 생성까지 부작용의 스펙트럼은 광범위하다.

항히스타민 성분이 졸음과 현기증을 일으킨다

감기약의 가장 흔한 증상 가운데 하나가 졸음과 현기증이다. 이는 감기약에 포함된 항히스타민 성분이 원인으로, 권태감이나 나른함을 유도하고 운동신경을 둔화시키는 것은 물론 입안을 마르게 한다. 이러한 항히스타민제의 부작용을 개선하기 위해 1세대, 2세대, 3세대까지 약물이 발전했지만, 그 부작용을 완전히 없앨 수 없는 것이 현실이다.

따라서 장시간 운전을 해야 하거나 긴장도 높은 업무를 할 때는 약에 항히스타민 성분이 들어 있는지를 꼭 살펴야 한다. 특히 운전 중에 졸림 증상이 나타나면 자칫 사고로 연결될 수 있으니 주의해야 한다.

합성비타민C와 결합했을 때 발암물질을 생성할 수 있다

최근 모 방송사는 감기약이 합성비타민C와 결합했을 때 매우 강력한 발암물질로 변한다는 의혹을 제기했다. 감기약에는 세균이 번식하지 못하도록 벤조산나트륨이라는 방부제를 넣는데, 그 자체는 몸에 특별한 문제를 일으키지 않지만 합성비타민C를 함께 먹으면 1급 발암물질인 '벤젠'으로 변한다는 것이다. '감기에는 비타민C가 좋다'는 인식이 퍼져 있어서 감기약과 합성비타민C를 함께 복용하는 사람들이 많고, 부모가 아이들에게 감기약을 먹일 때 쓴맛을 줄여주기 위해 곧바로 비타민류를 먹이는 경우가 있는데, 이럴 경우 벤젠이 생성될 수 있는 것이다. 이러한 부작용은 이미 2006년도에 드러났으며, 벤조산나트륨을 사용한 합성비타민 음료에서 벤젠이 검출되어 큰 문제가 된 이후 유럽에서는 아예 벤조산나트륨의 사용을 금지하거나 줄일 것을 권고하고 있다.

이러한 부작용을 줄이는 최선의 방법은 감기약과 합성비타민C의 섭취 간격을 최소 30분 정도 두는 것이다.[4] 이에 대해서 식약청은 '국내에서는 이러한 부작용 사례가 보고된 적이 없을 뿐더러 벤젠이 생성되려면 별도의 미네랄 촉진제가 필요해 큰 위험이 없다'고 반박하지만 의학적으로 결론이 나기 전에는 가급적 감기약과 합성비타민C를 함께 복용하지 않는 것이 좋다.

슈도 에페드린 성분이 배설 기능에 이상을 일으킨다

감기약을 먹고 배설 기능에 문제가 생기기도 한다.

우선, 변비가 생긴다. 그 이유는 감기약에 들어 있는 '슈도 에페드린'이라는 성분 때문이다. 이 성분은 교감신경을 흥분시켜 혈관을 축소시킨다. 감기에 걸리면 체내의 비만 세포(일종의 백혈구)가 히스타민을 분비해 혈관을 확장시켜서 백혈구를 세균이나 바이러스가 있는 곳으로 투입시켜 잡아먹게 한다. 그 과정에서 고열과 부종, 통증과 염증 반응이 나타나기 때문에 감기약을 처방할 때 백혈구가 세균이나 바이러스가 있는 곳으로 이동하지 못하도록 모세혈관을 인위적으로 수축시키는 슈도 에페드린을 처방하는 것이다. 약에 의해 혈관이 수축되면 백혈구가 현장에 투입되지 못하는데, 그러면 흐르던 콧물과 기침이 멈추고 이물감이 줄어들어 감기가 낫는 것처럼 느껴진다. 하지만 이렇게 혈관이 수축되면서 장운동이 함께 억제되는 문제가 생긴다. 그러면 당연히 변비가 생길 수밖에 없다.[5)]

그동안 배변 기능이 정상적이었다면 그 영향이 크지 않겠지만, 조금이라도 변비 증상이 있었던 사람은 당장 적지 않은 고통을 받게 된다. 심한 경우 감기약을 먹고 3~4일간 아예 배변을 못 하기도 한다. 아이들은 영향을 더 크게 받아 유산균을 먹어도 배변이 잘되지 않는다.

소변 배출에도 문제가 생길 수 있다. 감기약의 부작용으로 방광 입구와 요도 근육이 수축되어 갑작스럽게 소변이 나오지 않는 급성요폐 증상이 올 수 있다. 이런 증상은 노년

층에서 더 자주 나타나는데, 위장관과 콩팥이 약해져 배설 기능에 문제가 생기고 혈류량이 감소해 약물의 농도 자체가 변하기 때문이다. 따라서 약을 먹어 소변 배출이 원활하지 않으면 약이 체내에 오래 머물고, 그만큼 부작용의 강도가 세질 수밖에 없다.[6)]

스티븐슨 증후군, 과민성 쇼크를 유발할 수 있다

감기약을 먹으면 생기는 대표적인 부작용으로 온몸에 두드러기가 나고 물집이 잡히는 '스티븐슨 증후군'이 있다. 손과 발에 수포가 생기고 가려워서 생활할 때 아주 불편하고, 심하면 실명이 오고 생명에도 영향을 미친다. 이는 인체의 면역체계가 감기약에 거부반응을 보여 생기는 현상이다.

2015년에 국내에서 스티븐슨 증후군으로 진료를 받은 사람만 1,000명에 달한다. 물론 스티븐슨 증후군은 감기약에 의해서만 생기지 않는다. 해열제, 진통제, 항생제, 항간질제, 통풍 치료제, 소화궤양 치료제, 근육이완제 등 총 1,700여 가지 의약품이 원인이 될 수 있다. 그러나 이들 약물 가운데 감기약을 처방할 때 포함되는 것이 있는 만큼, 처방된 감기약에 의해 스티븐슨 증후군이 생길 수 있다고 말할 수 있다.

국내의 한 소비자 고발 프로그램에서는 이러한 증상으로 고생한 두 명의 환자 사례를 방영하기도 했다. 두 환자 모두 피부와 점막이 녹아내리면서 실명의 위험을 겪고 있었는데, 감기약을 먹고 증상이 시작됐다고 증언했다.

감기약을 복용한 뒤에 과민성 쇼크 증상이 생긴 경우도 있다. 지난 2011년 국내의 한 50대 남성은 내과에서 감기약을 처방받았다. 그런데 집에서 약을 먹고 20분 정도 지나자 의식이 흐려지면서 호흡이 힘들 정도로 두통이 심해졌고, 몸 전체에 두드러기가 돋았다. 그는 119에 의해 이송된 후 '아나필락시스 쇼크' 진단을 받았다. 이후 이 사건은 서울고등법원에 의해 '병원에서 손해를 배상할 책임이 있다'는 선고가 내려졌다.

치매, 안압 상승의 위험도 있다

지난 2016년 2월 〈대한안과학회지〉에는 종합감기약을 먹고 눈의 안압이 급격히 상승해 동공이 마비된 67세 남성 환자의 사례가 소개되었다. 이처럼 감기약의 부작용으로 갑작스럽게 안압이 올라갈 수 있으니 과거에 녹내장을 앓았거나 가까운 것이 잘 보이지 않는 원시가 있다면 주의해야 한다.

감기약에는 교감신경을 활성화하는 클로르페니라민, 페닐에프린이 함유되어 있다. 문제는 교감신경이 활성화되면 동공이 과도하게 커지면서 구조적으로 변형이 오고 눈을 채우고 있는 액체가 빠져나가 안압이 올라간다. 물론 눈이 건강하다면 큰 문제가 없겠지만 녹내장을 앓았거나 평상시에 안압이 잘 올라가는 사람이라면 주의가 필요하다.

또 진해거담제 성분인 코데인과 텍스트로메드로판은 마약류로 분류되어 중독성이 있을 수 있으며, 과다 복용하면 눈동자가 풀려서 사물이 희미하게 보이고 목이 말라 음식물을 삼킬 수 없는 지경에 이를 수도 있다.

최근에는 감기약 등에 포함된 특정 성분들이 치매나 사고력 장애를 유발할 수 있다는 연구 결과가 발표되었다. 2016년 4월, 미국 인디애나 의대 알츠하이머질병센터의 셰넌 리새처 교수팀은 평균연령이 73세인 노인 451명을 대상으로 항콜린제의 복용 효과를 분석했는데, 이 성분이 뇌의 활동성을 알려주는 지표인 뇌의 포도당 대사를 현저하게 떨어뜨려서 단기 기억력과 논리적 사고력을 낮춘다는 결론을 내렸다. 이 성분은 미국에서 판매되는 감기약 '다이머탭'에 함유되어 있다고 하지만, 국내에서 판매되는 감기약이더라도 안심할 수 없다. 기존의 항히스타민제가 항콜린 작용을 해서 동일한 부작용을 나타낼 수 있기 때문이다.

이 음식은 감기약과 함께 먹으면 안 된다

감기약을 특정 음식과 함께 복용하면 부작용이 나타나기도 한다.

대표적인 것이 술이다. 술은 그 자체로 몸에 악영향을 미치는데 감기약과 함께 복용하면 위염, 위장장애, 간 손상 등의 위험이 있다. 커피를 마시고 감기약을 복용하면 감기약에 들어 있는 소량의 카페인과 커피에 함유된 카페인이 더해져 카페인 과잉 증상으로 두근거림, 불면증, 현기증이 한꺼번에 올 수도 있다. 에너지 음료나 콜라에도 카페인이 다량 함유되어 있어서 감기약과 같이 먹으면 중추신경계를 과도하게 흥분시켜 현기증, 속쓰림을 유발할 수 있다.

자몽과 라임은 과일이라 의심 없이 감기약과 함께 먹는 경우가 많다. 그러나 비타민C가 풍부한 라임은 기침 억제 약물인 덱스트로메토판과 상승 작용을 일으켜 졸음, 환영, 환청을 일으킬 수 있다. 자몽은 매우 강한 산성 식품으로, 장에서 나오는 약물 대사효소인 CYP3A4의 작용을 억제해 혈중 약물의 농도를 급격하게 올린다.

허랄한 감기약의 실체

우리는 '○○약'이라고 하면 그것이 해당 질병을 '치료한다'고 생각한다. 사전에도 그렇게 정의되어 있다. 국어사전에서 '약'을 찾아보면 '병이나 상처 따위를 고치거나 예방하기 위해 먹거나 바르거나 주사하는 물질'이라고 나와 있다. 분명 '고치다'라는 표현이 등장한다. 그래서 위장약은 위장에 생긴 질병을 고치고, 변비약은 변비 증상을 낫게 하고, 감기약은 감기를 고친다고 생각한다. 그러나 우리가 처방받는 감기약의 면면을 살펴보면 허탈해진다. 감기를 고치는 성분은 전혀 포함되어 있지 않기 때문이다.

치료제가 아니라 증상 억제제다

병원에서 감기약을 처방받으면 대략 다음의 7가지 약이 포함된다.

1. 항생제
2. 해열제
3. 항히스타민제
4. 진통제
5. 진해거담제
6. 소화제
7. 위장약

증상에 따라서 이 중 3~4가지만 처방하거나 7가지 이상을 처방하는 경우도 있다. 그렇다면 이 약들과 감기는 어떤 관련이 있을까?

우선, 항생제는 뒤에서 자세히 살펴보겠지만, 이들 약물은 바이러스성 감기 치료와는 아무런 관련이 없다. 해열제는 몸의 열을 내리는 작용을 할 뿐 감기를 치료하지는 못한다.

항히스타민제는 콧물, 재채기, 가려움, 코막힘 증상을 막아주지만 감기가 치료되는 것과는 연관이 없다. 살갗이 찢어져서 피가 나는데 그 피를 멈춘다고 해서 찢어진 살갗이 저절로 꿰매지지 않는 것과 마찬가지다.

진통제는 감기로 인해 체력이 떨어졌을 때 몸이 느끼는 통증을 억제해준다. 이 역시 통증의 근본 원인을 없애주는 것이 아니라 단지 몸이 통증을 못 느끼도록 만들 뿐이다. 단순하게 말하면, 마취제에 불과하다.

진해거담제는 가래를 제거해주는 역할을 한다. 이 역시 생겨난 가래를 제거할 수는 있지만 가래를 생기지 않게 할 수는 없다.

소화제는 우리가 흔히 알고 있는 소화제다. 여러 가지 약을 함께 먹어서 소화가 힘들 수 있으니 소화제를 처방하는 것이다. 역시 감기와는 아무런 관련이 없다.

위장약 역시 여러 가지 약을 함께 먹으니 위에 부담이 갈 수 있고 속쓰림이 있을 수 있으니까 처방할 뿐이다. 특히 위장약은 현직 의사들마저 "처방할 필요가 없다"고 말하지만, 현실에서는 이를 처방하는 의사들이 상당수다.

이렇게 보면 우리가 알고 있는 감기약은 감기를 치료하는 약이 아니라 가래, 기침, 콧물, 발열 등의 증상을 잠시 억제하는 약일 뿐이다. 그 어떤 약도 감기를 근본적으로 '치료'하는 역할을 하지 않는다. 물론 의사들도 이러한 사실을 잘 알고 있다. 그런데도 끊임없이 감기약을 처방하며 감기를 '낫게 한다'고 말한다.

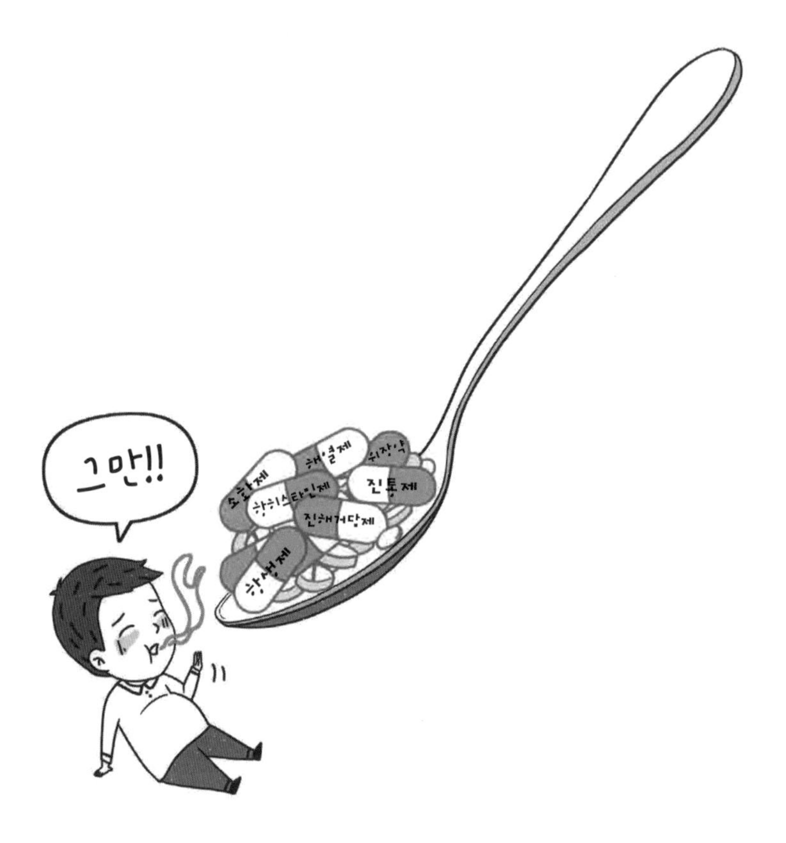

감기약은 치료하는 약이 아니라
증상을 잠시 억제하는 약일 뿐이다.

외국에서는 감기약을 처방하는 경우가 아주 드물다

EBS는 감기약의 진실을 밝히기 위해 미국, 영국, 독일, 네덜란드의 의사들을 찾아 실험을 진행했다. 환자로 위장한 실험자들은 모든 의사에게 "3일 전부터 미열이 나고, 맑은 가래와 콧물이 나오며 기침이 난다"고 말했다. 우리가 아는 전형적인 감기 증상이다. 과연 외국의 의사들은 어떻게 진단하고 어떤 약을 처방해주었을까?

"건강한 청년이니까 이 정도 증상은 저절로 나을 겁니다. 보통 감기 증상이 5~6일 지속되지만 당신은 2~3일 후면 훨씬 좋아질 겁니다. 제가 특별히 치료해드리지 않아도요. 일반 감기라서 항생제를 먹을 필요가 없고, 다른 증상들도 너무 경미해서 약을 처방할 필요가 없습니다. 진통소염제 같은 약을 처방할 수도 있지만 환자에게 필요하지 않다고 생각합니다." _피터 다브로스키(내과 전문의 · 미국 뉴욕)

"가벼운 바이러스성 감기입니다. 별다른 약은 필요 없을 것 같습니다. 좀 쉬면 나을 거예요. 2~3일 후에도 좋아지지 않거나 증상이 더 심해지면 바로 연락하세요. 증상은 언제든 변할 수 있으니까, 새로운 증상이 나타나면 그때 다시 얘

기하죠. 질병 중 90~95%는 의사의 치료 없이 저절로 치유됩니다. 의사가 약 한 알을 처방할 때마다 부작용이 일어날 확률이 그만큼 높아지죠. 따라서 영국에서는 감기 같은 질병에 약을 처방하는 것은 좋은 의료 행위가 아니라고 보고 있습니다." _데이비드 로이드(리지웨이병원 주치의·영국 런던)

"일반적인 바이러스 감염이에요. 심한 병은 아니지만 담배를 오랫동안 피워서 점액의 기능이 약화되어 쉽게 감염이 됐어요. 몸이 스스로 병을 이겨낼 수 있도록 해야 합니다. 생활습관을 바꾸고 담배를 덜 피우고 비타민을 많이 섭취하세요. 이 정도면 충분할 거예요. 약 처방은 오히려 소화기관에 부담을 줄 수 있습니다. 감기에 과잉 치료가 계속된다면 몸이 스스로 낫거나 강해지려는 작용을 오히려 방해합니다." _이름가르트 슈니테르트(잔크트 케르트라우덴 병원 의사·독일 베를린)[7]

놀랍게도 취재진이 만난 의사들은 단 한 알의 약도 처방하지 않았다. 심지어 약 처방을 두고 '올바른 의료 행위가 아니다'라고 말한 의사도 있었다. 그들은, 감기약은 전혀 소용이 없으며 처방할 필요도 없고, 처방해서도 안 된다는 입장이었다. 네덜란드 라이덴대학병원의 히즈스 반 덴 브링크

내과의는 "감기약은 그저 기분을 좋게 만드는 약"이라고 설명했다.

"세상에는 감기약에 대한 많은 이야기가 있지만 대부분 진실이 아닙니다. 그 약들은 당신의 기분을 좋아지게 할 뿐이지 건강을 호전시키지는 못합니다. 감기를 치료하지 못한다는 의미죠. 이러한 사실을 사람들에게 알리는 것이 매우 중요하다고 생각합니다. 왜냐하면 세상에는 감기에 효능이 있다고 말하면서 팔리는 약물이 많은데, 아무런 증거도 없을 뿐더러 감기에 효능이 없기 때문입니다."[8]

아마도 이제까지 살아오면서 수없이 감기약을 먹었고, 또 아이들에게 먹여왔을 것이다. 몸이 아프면 의지해야 할 대상은 약뿐이라고 생각했기 때문이다. 그래서 약을 먹고 며칠이 지나서 증상이 없어지면 감기가 치료되었다고 믿었고 안심했을 것이다. 하지만 우리는 그저 '감기약'이라고 불리는 증상 억제제를 먹어왔을 뿐이다. 믿어왔던 만큼 허탈하겠지만, 이것이 감기약을 둘러싼 진실이다.

항생제에 대한 무서운 진실

감기 증상에서 빨리 벗어나고 싶어서 병원에서 진료를 받으면 약 처방전이 손에 쥐어진다. 처방전에는 보통 2가지에서 4가지의 약이 적혀 있는데, 이 약들 중에서 가장 주의 깊게 살펴봐야 할 성분이 항생제다. 항생제는 체내에 침투한 다양한 세균을 공격하는 약물로, 인체가 더 이상 세균의 공격을 받지 않도록 도와준다. 하는 역할만 보면 참으로 고마운 성분이라는 생각이 든다. 하지만 그 역할만큼이나 부작용 또한 크다.

항생제는 바이러스에 무력하다

사람들이 감기에 걸리는 원인은 대개 두 가지이다. 하나는 세균 감염이고, 또 하나는 바이러스 감염이다. '세균'이나 '바이러스'나 다 거기서 거기 아니냐고 하겠지만 의학적으로는 분명한 차이가 있다.

세균은 단독으로 생존할 수 있으며 세포 분열을 통해 증식한다. 식중독, 피부병, 결핵, 폐렴, 콜레라 등이 세균이 일으키는 질병들이다. 하지만 세균이라고 해서 다 몸에 나쁘다고는 할 수 없다. 우리 몸에 좋은 유익균도 얼마든지 있기 때문이다. 반면에 바이러스는 단독으로 생존하지 못하고 자신이 침투한 세포 내에 기생하면서 산다. 게다가 '유익한 바이러스'는 존재하지 않으며 모든 바이러스가 그 자체로 해롭다. 감기, 독감, 홍역, 수두, 소아마비, 에이즈 등이 바이러스로 발병한 질병들이다.

최근에는 환경 위생이 좋아져서 세균 때문에 감기에 걸리는 경우는 전 세계의 15%에 불과하고, 나머지 85%의 감기는 바이러스가 유발한다. 이는 전 세계 평균 수치이므로 몇몇 나라를 제외하면 대부분의 감기는 바이러스에 의한 것이라고 봐도 무방하다.

그런데 **감기약에 들어 있는 항생제는 세균을 죽일 수는 있지만 바**

이러스는 전혀 죽이지 못한다. 왜냐하면 세균은 자체에 세포막이 있어 항생제가 세포막을 뚫고 특정 물질을 집어넣어 죽이지만, 바이러스는 세포막이 없어서 항생제로 죽일 수 없다. 따라서 항생제는 바이러스가 일으킨 감기에는 효과가 없다. 분당서울대병원 감염내과 김홍빈 교수는 이렇게 말했다.

"항생제는 세균 이외의 감염증, 즉 바이러스가 주원인인 감기에는 효과가 없는 만큼 감기에 항생제를 사용하지 말아야 한다. 이는 암에 걸리지 않은 사람에게 항암제를 사용하지 않는 것과 같은 이치다."[9]

항생제는 부작용이 많으므로 차라리 감기약에는 넣지 않아야 올바른 처방이라고 할 수 있다. 그러나 현실은 다르다. 통계 자료에 따르면, 감기에 대한 항생제 처방률은 2002년에 무려 74%였던 것이 2010년에는 53%로 줄었지만 여전히 두 명 중 한 명은 항생제 처방을 받고 있다. 실제 2011년 현재 우리나라는 OECD 국가 중에서 항생제 소비량 1위 국가이다. 이는 '오남용 수준'이라고 봐도 무방하다.

심지어 바이러스성 감기에 항생제를 복용하면 상황이 더 악화될 수 있다. 한양대병원 감염내과 배현주(대한화학요법 학회장) 교수의 이야기를 들어보자.

"항생제는 바이러스가 아닌 '세균'을 죽이는 용도이니 바이러스성 감기에 항생제를 투여할 필요가 없다. 바이러스로 인한 감기에 항생제를 복용하면 정상 세균이 항생제 내성균으로 돌변할 수 있다. 그러니 단순한 감기 증상으로 병원을 찾았다면 의사에게 '항생제를 빼고 증상 치료제만 처방해달라'고 요구하는 게 좋다. 사흘간 항생제 없이 약을 복용하면 거의 대부분의 감기 증상이 개선되며, 만약 약을 복용한 지 사흘이 지나도 감기 증상이 나아지지 않거나 더 나빠지면 그때 항생제를 처방받아도 늦지 않다."

항생제가 슈퍼박테리아를 만든다

항생제는 일종의 장님이다. 나쁜 세균만 찾아서 죽이는 것이 아니라 눈에 보이는 좋은 균까지 닥치는 대로 죽인다. 이는 항암치료와 맥락이 비슷하다. 항암치료는 암세포를 죽이면서 동시에 정상적인 세포까지 함께 죽여서 문제가 생기는데, 항생제도 마찬가지다. 항생제는 심지어 면역력을 떨어뜨리는 데도 결정적인 작용을 한다.

최근 영국 정부는 〈항생제 내성 보고서〉를 통해서 '2050년 슈퍼박테리아에 의해 전 세계에서 1,000만 명이 목숨을 잃을 수도 있다'는 충격적인 연구 결과를 발표했다. 슈퍼박테리아는 항생제에 내성이 생겨서 그 어떤 강력한 항생제의 공격에도 살아날 수 있는 내성균이다. 의사들이 일상적으로 처방하는 항생제가 이렇게 무서운 결과를 초래할 수도 있다는 이야기다.

그렇다면 세균성 감기에는 항생제를 먹어도 괜찮을까? '세균성 감기'는 더 정확하게는 '세균성 감염병'이라고 표현해야 맞다. 다만 기침이나 발열 등이 감기의 초기 증상과 비슷해 사람들이 '감기'라고 오인하는 것일 뿐 실제로는 세균성 폐렴, 세균성 인두염, 세균성 부비염 등이 정확한 명칭이다. 만약 이러한 질병에 걸렸다면 항생제 투여가 필요하다. 하지만 '바이러스성 감기'에는 전혀 필요 없는 것이 항생제다. 영국 세인트메리병원의 감염전문의 피터 오픈셔 박사도 같은 말을 했다.

"감기 환자의 40~60%에게 항생제를 처방하는 나라들도 있습니다. 하지만 항생제가 감기 치료에 도움이 된다는 증거는 없습니다. 오히려 부적절한 항생제 사용으로 발진이나 설사 등의 부작용이 발생해 환자가 다시 병원을 찾는 사례가 더 많다는 것이 연구를 통해 이미 밝혀졌습니다."[10)]

득보다는 실이 더 많은 것이 바로 감기에 처방하는 항생제임이 증명된 것이다.

이 외에도 항생제는 혈액, 신경계, 심장, 간 등에 다양한 부작용을 일으키고 몸 곳곳에 과민반응을 일으킨다. 뿐만 아니라 빈혈, 백혈구 감소증, 혈소판 감소증을 유발할 수 있다. 백혈구와 혈소판이 감소하면 면역력의 저하로 이어진다.

현재 우리나라 정부에서는 항생제 처방의 수준을 계속해서 낮추겠다고 하지만 일선 병원에서 제대로 지켜질지는 의문이다. 항생제에 대한 의사들의 판단까지 정부에서 이래라 저래라 할 수 없기 때문이다. 따라서 이토록 위험한 항생제의 부작용에서 벗어나려면 환자 스스로 경각심을 가져야 한다.

종합감기약은 종합적 부작용을 부른다

우리는 '종합적'이라는 말을 좋아한다. 단편적인 대책보다는 '종합적인 대책'이 한꺼번에 많은 문제를 확실히 해결해 줄 것이라 기대되기 때문이다. 그래서 '종합적'이라는 말은 매력적이다.

이는 감기약에도 그대로 적용된다. 사람들은 자신의 증상을 일일이 분석해 의사나 약사와 협의해서 약을 선택하는 것을 귀찮아한다. 그냥 종합감기약 하나면 이것저것 신경 쓰지 않고 단박에 감기를 끝낼 수 있을 것이라고 생각한다. 그러나 여기에는 적지 않은 모순과 오류가 있다. 종합감기약을 복용하는 것은 필요하지도 않은 약을 '종합적으로' 먹는다는 뜻이기 때문이다.

없는 증상까지 억제하는 약을 먹게 된다

종합감기약은 말 그대로 감기에 걸렸을 때 나타날 수 있는 모든 증상을 억제하는 약 성분들을 한꺼번에 넣은 약이다. 물론 '비타민 첨가'나 '생약 성분 포함' 등 증상 억제 외의 기능을 광고하는 약도 있지만, 그런 성분이 종합감기약의 본질을 바꾸지는 못한다. 일반적인 종합감기약에 들어 있는 성분과 효과는 다음과 같다.

- **아세트아미노펜, 비스테로이드성 진통제** → 진통(근육통)
- **슈도 에페드린, 이소프로필아민, 항히스타민제** → 콧물 억제
- **항히스타민제** → 재채기 억제
- **덱스트로메토르판** → 기침 억제
- **아세트아미노펜, 비스테로이드성 진통제** → 해열

그런데 감기에 걸리면 열과 기침은 있지만 근육통이 없는 경우도 있고, 열은 거의 없고 콧물과 기침이 심한 경우도 있

다. 사람의 체질과 면역력이 다르고 감기를 일으키는 바이러스의 종류 역시 200종이 넘기 때문에 증상이 모두 다 다른 것이다. 따라서 **종합감기약을 먹게 되면 어떤 사람은 전혀 필요없는 근육통 약을 억지로 복용하게 되고, 어떤 사람은 필요도 없는 해열제를 과도하게 복용하게 된다.** 그저 푹 쉬고 나면 자연스럽게 낫는 증상인데 종합감기약을 먹음으로써 '종합부작용'의 위험성을 높이는 꼴이다.

종합감기약을 만병통치약으로 생각해선 위험하다

일부 노인들은 종합감기약을 만병통치약인 양 생각해서 문제가 더 크다. 한 약사는 국내 지역신문에 칼럼을 기고하면서 자신의 경험담을 소개했다.

할머니 윤 약사. 판○○ 한 박스(30병) 주게~, 아니 그냥 두 박스 주든가.

약 사 할머니! 벌써 다 드셨어요? 얼마 전에 한 박스 사가신 거 같은데.

할머니 요즘 피곤해서 한 병씩 더 먹었어. 날씨도 덥고 삭신이 얼마나 쑤시는지 몰라. 이걸 먹어야 신발장 앞으로 가서 신발 신고 노인정에 갈 수 있어. 중독된 거 같은데, 큰일이네.

약 사 할머니… 어쩌면 좋아요.[11)]

약사는 이렇게 종합감기약을 찾는 노인들과 매일매일 '전쟁'을 벌인다고 했다. 노인들이 '이거 한 병 먹어야 머리가 맑아지고 쑤시던 근육통도 나아지니 어서 약을 달라'고 재촉하면 그 약의 부작용과 문제점을 뻔히 알면서도 줄 수밖에 없는 입장이라 그 고충이 적지 않다는 것이다.

종합감기약인 판○○는 말 그대로 발열, 오한, 기침, 가래, 콧물 등에 사용하는 감기약이다. 그런데 진통 효과가 있다는 이유로, 그리고 작고 가벼운 병에 담겨 있다는 이유로 노인들은 집에 쟁여두고 만병통치약인 양 마시고 있다. 이런 종합감기약을 감기와 상관없이 장기 복용할 경우 가장 우려되는 점은 바로 간 독성 부작용이다. 특히 노인들은 장기의 기능이 전반적인 떨어져 있어 간 독성의 위험성이 더욱 크다.

약에 대해 경각심이 별로 없는 것은 의학 지식이 없거나 적기 때문이기도 하지만, '안전하다'는 정부의 발표나 일부 의사와 약사의 말 때문이기도 하다. 하지만 그 말을 100%

약을 먹었으니
빨리 낫겠지?
ㅋㅋ
나도 있는데~
감기약
부작용

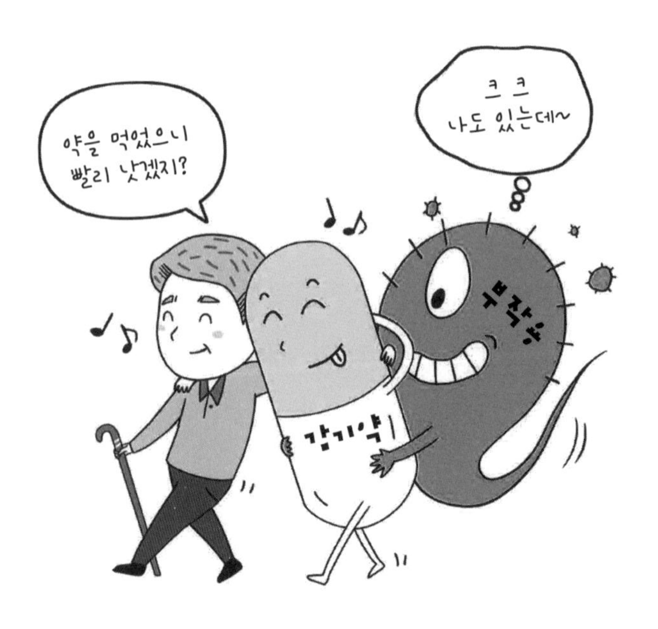

종합감기약을 먹는 것은
'종합부작용 약'을 먹는 것과 같다.

신뢰할 수 없다. '안전하다'는 말은 '아직 알려진 부작용은 없다'의 의미이며, '부작용이 앞으로 언제든 알려질 수 있다'는 말과 같다. 실제로 코 감기약 성분인 페닐프로판올아민(PPA)은 비교적 안전하다고 알려졌었지만 2002년경 뒤늦게 뇌졸중 유발 위험이 있는 것으로 나타나 다급히 금지 약물로 지정되고, 이 성분이 포함된 수많은 약들이 시중에서 수거되었다. 이 사실만 보더라도 '완전히 안전한 약'은 없다고 봐도 된다.

편의점에서 파는 감기약은 안전할까?

사람들은 보이는 것을 잘 믿는다. 그것이 직접적인 증거라고 여기기 때문이다. '눈에서 멀어지면 마음에서 멀어진다'는 말을 거꾸로 하면, 늘 가까이 보이면 마음으로 더 잘 받아들여진다는 의미가 된다. 그리고 마음으로 받아들인 것에 대해서는 경각심이 떨어지고 경계심을 허물게 된다.

우리가 감기약에 대해 별 경각심이 없는 것은 감기약이 우리 눈에 너무도 잘 띄기 때문이기도 하다. 특히 하루에 몇 번이나 드나드는 편의점에서도 감기약이 한 자리를 차지하고 있으니 감기약은 친숙한 약, 언제든지 구입할 수 있는 약이 되어버린 것 같다. 실제로 지난 2016년 3월 건강보험심사평가원의 자료에 따르면, 편의점에서 판매하는 안전상비의약품 중에서 가장 많이 팔리는 것이 ○○레놀이고, 2위와 3위가 ○○에이 내복액, ○○린티정이었다.

현재 편의점에서 판매하는 약들을 보면 해열진통제 및 소염제, 소화제, 파스 등이다. 감기와 관련한 해열진통 및 소염제의 수가 가장 많다. ○○레놀은 가장 일반적인 진통제로 알려져 있다. 두통, 치통, 생리통은 물론 감기로 인한 발열이나 동통을 가라앉히는 데 쓰인다. ○○레놀의 주요 성분은 '아세트아미노펜(acetaminophen)'이다. 이 성분은 처방전 없이 살 수 있는 거의 대부분의 종합감기약, 해열제, 진통제, 두통약에 함유되어 있다. ○○에이, ○○린티정 역시 편의점에서 살 수 있는 감기약이다.

쉽게 살 수 있다고 안전하다는 의미는 아니다

편의점에서 판매하는 대다수의 약들이 감기와 관련이 있다는 사실은 매우 의미심장하다. 그만큼 많은 사람이 감기약을 오남용하고 있으며, 사람들이 감기약에 대해 경계를 풀었다는 의미이기 때문이다.

다수의 감기약이 편의점에서 팔릴 수 있게 된 까닭은 안전상비의약품에 대한 규정 때문이다. 안전상비의약품이란 원래 약국에서만 팔게 되어 있는 약을 편의점에서도 팔 수 있게 한 제도이다. 애초의 취지는 '야간에 급할 때 환자들의 편의를 위해서'였지만, 현실적으로는 접근성을 강화해 오히려 약의 유통량만 늘렸다는 지적도 있다.

편의점에서 누구나 구할 수 있는 약이라고 해서 부작용이 없는 것은 아니다. 특히 ㅇㅇ레놀은 '안전한 약'이라는 인식이 강해서 편의점에서도 판매 1위를 차지하지만, 그만큼 부작용 사례도 가장 많다. 식품의약품안전처가 조사한 바에 따르면, 지난 2011년부터 2015년까지 안전상비의약품 부작용 1,023건 중 ㅇㅇ레놀 제품군에 의한 부작용이 659건으로 무려 전체의 64%에 달했다. 미국에서도 마찬가지다. 미국독극물통제센터협회에 따르면, 지난 2011년 약물 과다복용 환자 123만 명 중 30.8%가 ㅇㅇ레놀이 주성분인 아세트아미노펜을 포함한 진통제 과다 복용에 의한 것이었다. ㅇㅇ레놀은 두드러기, 오심, 구토, 어지러움 등의 부작용을 유발하며, 심하면 간 독성의 위험도 있는 것으로 알려져 있다. 그러니 매일 술을 3잔 이상 마신다면 아예 ㅇㅇ레놀을 먹지 않는 것이 안전하다.

우리는 마음만 먹으면 너무도 간편하게 약을 살 수 있는 시대에 살고 있다. 약의 부작용에 무방비로 노출되어 있는 셈이다. 그렇다고 해서 편의점에서 약을 팔지 못하게 할 수도 없고, 제약회사에 항의해도 소용이 없다. 국민 모두에게 약의 부작용에 대해 교육시키기에도 한계가 있다. 그렇다면 스스로 조심해야 한다. 몸이 조금 아프다고 약을 사서 먹으면 그만큼 부작용도 쉽사리 올 수 있음을 명심해야 한다.

PART 2

감기약은 **어떻게 처방되는 것일까?**

어느 정도 건강한 사람이라면 감기 따위는 저절로 이겨낼 수 있다. 단 한 알의 약도, 단 한 번의 주사도 없이 감기는 스스로 물러간다. 그러나 제약회사의 과도한 마케팅과 일부 의사들이 퍼뜨리는 감기약에 대한 잘못된 믿음 때문에 감기약을 안 먹으면 큰일이 날 것 같은 생각이 들기도 한다. 이제는 의사들이 그토록 감기약을 많이 처방하는 이유를 알아야 한다. 그리고 우리가 알고 있었던 '감기 증상'이 무엇인지도 알아야 한다. 그래야 감기약으로 인한 부작용을 예방하고, 감기도 건강하게 이겨낼 수 있다.

의사들은 왜 감기약을 처방할까?

앞에서 살펴본 것처럼 감기약엔 부작용이 많다. 그런데 감기약을 처방하는 사람은 다름 아닌 의사들이다. 사실 의사들도 감기약의 부작용과 불필요성에 대해 알고 있다. 현재 한국의 의료 수준은 선진국 수준이다. 중앙암등록본부의 국가암등록 통계에 따르면, 우리나라의 암환자 5년 생존율은 68.1%로 미국의 66.1%, 일본의 58.6%보다 높다. 미국이 우리나라를 앞지른 분야는 오로지 전립선암 분야뿐이다.[12] 이 정도로 실력이 뛰어난 우리나라 의료진들이 감기와 감기약 처방에 대해서만 무지할 리 없다. 그렇다면 의사들은 왜 계속해서 감기약을 처방하는 것일까?

가짜 약도 감기를 낫게 한다

의사들이 감기약을 처방하는 이유는 크게 두 가지다. 첫째는 환자들의 기대에 부응하기 위해서이고, 둘째는 수익 때문이다.

우선, 환자들은 '약이 없으면 치료가 아니다'라는 생각으로 의사를 찾는다. 예를 들어 내 아이가 혹은 내가 당장 콧물에 가래, 기침으로 고생하고 있는데 의사가 '며칠 푹 쉬면 나을 겁니다. 약은 필요 없습니다'라고 말한다면 무슨 생각이 들겠는가? 의사의 말이라 믿기는 하겠지만, 그래도 뭔가 치료를 앞당길 수 있는 약은 있어야 할 것 아니냐는 마음이 들 것이다. 이렇게 환자들이 약을 원하는 상황에서 약이 불필요하다고 충분히 설명할 수 있는 의사는 몇 안 된다. 게다가 대기실에는 환자들이 가득하니 간단한 처방전 하나로 끝나면 될 일을 설명하고 질문과 대답을 하면서 시간을 보낼 수도 없다.

환자들이 약에 의지하게 된 데는 제약회사의 마케팅 역할이 크다. 지속적인 감기약 광고는 마치 그 약들이 감기를 '치료'한다는 믿음을 심어주고, 그 믿음은 TV를 보게 되는 어릴 때부터 아주 견고하게 자리를 잡는다. 실제 초등학생들에게 '감기에 걸렸을 때 어떻게 해야 하나?'라고 물어보면 거의 대부분 '병원에 가서 진찰받고 감기약을 먹어야 한다'고 대답한다. 이러한 믿음에 기름을 붓는 것은 '주변의 경험담'이다. "감기약을 먹었더니 감기가 나았어"라는 친구의 한마디는 행동에 매우 큰 영향을 미친다. 그러나 더 정확하게는 '감기약을 먹어서' 감기가 나은 것이 아니라 감기약을 먹고 '며칠 쉬었기 때문에' 감기가 나은 경우가 더 많다.

감기에서는 이른바 가짜 약도 매우 훌륭한 치료 효과를 낳는다. 존스홉킨스병원 아동센터 자넷 서원트 박사가 그 사실을 뒷받침해준다.

"감기약과 플라시보(가짜 약)를 사용해 연구를 했다. 플라시보란 맛이나 형태는 약과 비슷하지만 의학적인 특성은 없는 약이다. 감기약을 먹은 그룹, 플라시보를 먹은 그룹, 어떤 약도 먹지 않은 그룹 모두 같은 속도로 감기가 나았다. 약을 먹든 안 먹든 감기가 낫는 시간은 똑같은 것이다."[13]

결국 친구의 경험이라는 것도 사실은 의미 없는 근거인데 현실에서는 '감기약에 대한 믿음'을 형성하는 데 매우 중요한 영향을 미친다.

항생제에 대한 막연한 기대감 때문에 감기약을 처방하는 경우도 있다. 세균 감염에 의한 감기라면 항생제가 효능이 있을 것이고, 더불어 감기에 의한 2차 감염이 생긴다면 이로 인한 세균 감염 합병증을 막을 수도 있기 때문에 의사들은 혹시 모를 상황에 대비해 일단 항생제를 처방하는 것이다. 그러나 '혹시' 또는 '막연한 기대감' 때문에 항생제가 포함된 감기약을 처방하기에는 그 부작용이 지나친 건 사실이다.

감기약 시장은 암 치료 시장보다 수익이 높다

의사들이 계속해서 감기약을 처방하는 또 다른 이유는 수익이 창출되기 때문이다. 우리나라에서 한 해 감기 치료(외래)에 들어가는 비용은 총 2조 6,000억 원으로, 한국인의 사망 원인 1위라는 암 치료에 사용되는 1조 6,000억 원을 웃돈다. 환자 개별로 지출되는 치료비는 암환자들이 당연히 더 많지만, 전체 시장으로 봐서 암 치료 시장은 감기 치료 시장에 비할 바가 못 된다. 이런 상황에서 의사들이 '바이러스성 감기는 며칠 쉬면 나으니까 약은 필요 없습니

감기는
쉬면 낫는데
그렇게 말하기
어려워~
감기는 병!
감기약 꼭 복용!!
제약회사

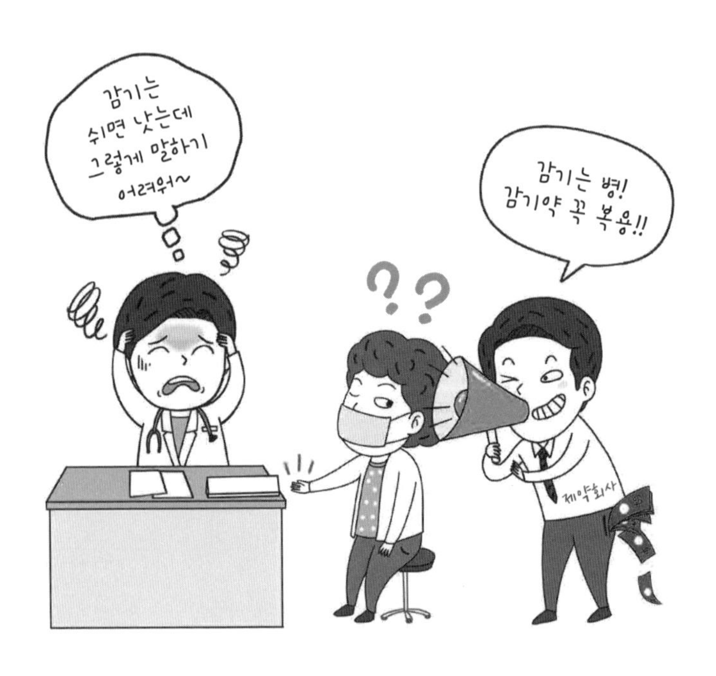

감기약을 처방하지 않으면
관련 업계는 그만큼 돈을 벌지 못한다.

다'라고 당당하게 말하기는 무척 어려운 일이다.

특히 의료 시장은 건강하지 못한 사람보다 건강한 사람들을 대상으로 한다는 점에서 이 문제는 매우 중요하다. 하버드대학교 의료사회학과 주임교수인 마르시아 안젤 박사의 이야기를 들어보자.

"가장 큰 의료 시장은 건강한 사람들을 겨냥합니다. 희귀병 치료제 시장은 건강한 사람들을 겨냥한 약 시장보다 이윤이 낮습니다. 반면 감기에 걸린 평범한 사람들은 많죠. 누구나 1년에 2~3번은 감기에 걸리기 때문입니다. 사람들에게 감기약의 효능을 믿게 해 약을 구매하도록 유도할 수 있다면 감기약보다 더 큰 약 시장은 아마 없을 것입니다. 그래서 제약회사들은 감기가 질병이고, 걸리면 반드시 약을 복용해야 한다는 믿음을 주기 위해 늘 노력하고 있습니다. 한국에서 감기약 시장에 집중한다는 것은 참으로 흥미로운 일입니다."[14)]

물론 감기 치료에 쓰이는 돈이 막대한 것은 비단 우리나라만의 일은 아니다. 미국도 매년 400억 달러, 한국 돈으로 45조 원에 이르는 막대한 돈을 지출한다. 이러한 막대한 시장 때문에라도 의사들이 환자들에게 감기약에 대한 진실을 밝히기는 쉬운 일이 아니다.

만약 환자들이 약 없이도 감기에서 나을 수 있다는 진실을 알게 되면 감기에 다시 걸렸을 때 더는 약을 처방받지 않으려고 할 것이다. 그러면 의사들은 그만큼 할 일이 없어지고 제약 업계는 그만큼 돈을 벌지 못하게 된다.

감기 치유의 과정과 약의 역할

감기 증상에 대해 사람들이 흔히 하는 착각이 있다. 콧물, 가래, 열이 나는 증상을 두고 '감기 때문에 몸이 아프다'라고 생각하는 것이다. 물론 고통이 있으니 '아프다'라고 표현하는 것도 무리는 아니다. 하지만 진실은 '감기 때문에 몸이 아픈 것'이 아니라 '몸이 감기 바이러스를 퇴치하는 과정에서 나타나는 인체현상'으로 보는 것이 더 정확하다.

감기 증상은 '치유'의 신호다

감기 증상과 그 치유 과정에 대해서는 다음과 같이 정리할 수 있다.

- **몸에서 열이 난다** → 열을 통해 바이러스를 물리치고 있다.
- **가래와 콧물이 난다** → 체내 분비물을 체외로 내보낸다.
- **기침이 난다** → 바이러스로 인한 이물질을 체외로 뱉어 낸다.

즉 감기에 의해 발생하는 모든 증상은 우리 몸이 온힘을 다해 감기 바이러스를 몰아내는 '치유 과정'이다.

우선, 발열부터 보자. 사람의 정상 체온은 36.5도다. 면역과 관련된 효소가 최적의 상태로 활동할 수 있는 온도다. 그런데 만약 외부에서 비정상적인 바이러스가 침투하면 우리 몸은 이를 비상사태로 파악해 체온을 39도까지 올린다. 면역 효소를 활성화해 바이러스에 맞서 싸우기 위해서다.

열은 특히 밤에 잘 올라간다. 낮에 활발했던 교감신경이 잠잠해지고 부교감신경이 활동하면서 면역력이 가동되는 최적의 시간이 밤이기 때문이다. 대개 새벽 3시까지 면역력이 활성화되었다가 다시 조금씩 내려간다. 아이들이 밤과 새벽에 열이 급격하게 오르는 것도 바로 이러한 이유에서다.

일부 부모들은 열이 39도를 넘어 40도까지 오르면 뇌의 단백질이 응고된다고 생각해 급히 병원으로 데려가거나 해열제를 먹인다. 하지만 40도까지는 뇌의 단백질이 응고되지 않는다. 만약 40도가 넘어갈 것 같으면 뇌하수체 중추가 체온을 조절해주기 때문에 발열은 진정된다.

다만 밤이 아닌 낮에 40도까지 치솟는 것은 주의해야 한다. 정상적인 면역 활동에 의해 체온이 올라가는 것이 아니기 때문이다. 이럴 때는 뇌의 단백질이 응고될 염려가 있어 해열제를 투여해야 한다. 하지만 밤과 새벽 시간에 39도까지 오르는 열 정도는 감기 바이러스를 이기려는 정상적인 활동으로 보면 된다.

해열제보다 휴식이 더 낫다

이렇게 정상적으로 열이 오르는 과정에서 해열제가 포함된 감기약을 먹으면 몸은 굉장히 혼란스러워한다. 해열제는 인위적으로 백혈구 안의 포도당과 산소를 소모시켜 체온을 떨어뜨림으로써 바이러스와 싸우는 백혈구의 힘을 빼는 작용을 하기 때문이다. 이러한 작용은 체온을 높여서 최대한 면역력을 강하게 만들어야 하는 순간에 열의 스위치를 강제로 끄는 것과 같다. 조금만 더 면역력을 강하게 만들면 싸움이 끝날 것 같은데, 누군가에 의해 선쟁이 강제 종료되는 것이다. 그 결과 면역력은 급정지하고, 더 이상 싸움을 할 여력은 사라진다.

물론 겉으로 나타나는 해열제의 효과는 대단하다. 뜨겁던 몸이 더 이상 뜨겁지 않으니까. 하지만 몸속에서는 문제가 자란다. 해열제에 의해 강제로 열을 내리면 면역력과 감기 바이러스가 서로 대치한 채 장기전에 돌입하기 때문이다.

흔히 '감기를 달고' 사는 사람들이 있다. 감기를 달고 산다는 것은 몸이 감기 바이러스와 단번에 싸움을 끝내지 못하고 계속해서 대치하고 있음을 뜻한다. 몸에 열이 오르면 감기 바이러스는 잠시 숨는데, 해열제가 들어가서 백혈구의 활동이 정지되면 바이러스가 다시 살아났다가 해열제의 약효가 사라져 백혈구가 다시 활동할 채비를 하면 다시 숨는다. 이때 또다시 해열제를 먹으면 백혈구는 또 활동이 멈춘다. 이러한 숨바꼭질이 반복되면 감기 바이러스는 다른 곳으로 침투해 또 다른 질병을 일으킨다. 귀로 가면 중이염이 되고, 장으로 가면 장염, 뇌로 가면 뇌수막염으로 발전한다. 감기약 안에 들어 있는 해열제 때문에 중이염도 장염도 뇌수막염도 생기는 것이다.

해열제는 바이러스에 맞서 싸우는 체내 강한 군대의 힘을 인위적으로 빼앗고 흩어지라고 채찍질하는 존재나 다름 없다. 겉으로는 열이 내려 평화로울지 모르지만, 체내에서는 감기 바이러스가 다시 힘을 얻는 최악의 시간이기도 하다.

그래서 감기에 걸리면 충분히 쉬어야 한다. 인체가 가진 에너지는 한계가 있다. 슈퍼맨이 아닌 이상 무한정 에너지를 만들어낼 수 없다. 그렇기에 몸이 감기와 싸우고 있을 때는 잘 싸울 수 있도록 최대한 에너지를 몰아주어야 한다. 몸이 오로지 감기를 물리치는 데만 집중할 수 있도록 에너지를 집중시키는 방법은 바로 '충분히 쉬는 것'이다.

너무 힘들면 진통제 정도만 복용한다

기침과 콧물, 가래 역시 몸을 정상으로 되돌리기 위한 인체현상이다.

기침을 하는 이유는 두 가지다. 우리 몸이 감기와 싸우는 과정에서 체온이 올라가면 폐의 공기도 올라가는데, 이때 더운 공기를 외부로 순식간에 빼내기 위해 기침을 한다. 이는 폐의 온도를 정상으로 되돌리는 동시에 기침이라는 순간적이고 빠른 공기의 순환을 통해서 바이러스를 외부로 배출시키는 작용이다.

콧물이 나오는 이유도 비슷하다. 일반적으로 콧물이 나는 이유는 외부의 차가운 공기가 부비동(콧구멍이 인접해 있는 뼈 속 공간) 내부를 지날 때 생기는 온도 차이 때문이다. 겨울이나 환절기에 실내에 있다가 갑자기 밖으로 나가면 콧물이 흐르는 이유도 바로 이 때문이다. 감기에 걸렸을 때는 체온이 올라가면서 부비동이 평소보다 더운 상태가 되는데, 외부에서 유입되는 공기와 온도 차이가 커서 콧물이 생긴다. 더불어 부비동에 있는 점막에는 외부의 바이러스, 먼지 등 해로운 물질이 달라붙는다. 이처럼 부비동 점막에 외부 물질이 달라붙으면 이를 씻어내기 위해서 콧물을 흘리게 된다.

가래도 기침을 하는 이유와 비슷한 원인으로 생겨난다. 가래는 기도와 폐 사이의 호흡기에 생기는 분비물로 건강한 사람은 하루에 10~20cc 정도 생긴다. 다만 본인이 잘 느끼지 못하는 사이에 가래를 삼킬 수도 있고, 숨을 쉬면서 자연스럽게 증발하기도 하지만 감기에 걸리면 양이 급격하게 늘어 하루에 50cc가 생긴다. 가래는 코 안으로 들어온 각종 이물질을 골라내기 위한 인체의 작용으로 감기를 치유하는 과정에서 매우 자연스럽게 생겨난다.

감기약은 이러한 인체의 치유 과정을 모두 억제하는 작용을 한다. 감기약을 먹으면 기침이 멈추는 것은 감기약 성분이 바이러스를 외부로 빼내지 못하도록 막기 때문이며, 콧물이나 가래가 멈추는 것은 감기약 성분이 인체 내부의 이물질이 외부로 씻겨나가지 못하게 만들어 오히려 더 더럽히기 때문이다. 겉으로는 콧물, 기침, 가래가 잦아들어 한결 편하지만 우리 몸은 계속해서 바이러스와 이물질로 더러워지고 있는 것이다.

이러한 **객관적인 사실로 보면 결국 감기약은 '감기에 도움이 되지 않는 약'을 넘어 '감기 치료를 방해하는 약'이라고 할 수 있다.** 따라서 감기 증상을 빨리 없애고 싶다면 통증을 일시적으로 줄여주는 진통제 정도면 충분하다. 네덜란드의 전문의 F. 하르니에는 이렇게 말한다.

"감기는 쉬면 자연적으로 낫는다. 항생제 같은 처방도 필요 없다. 너무 힘들거나 불편하면 진통제 정도만 먹고, 그 외에 다른 약은 필요 없다. 약이란 것은 신장이나 간 같은 다른 장기에도 영향을 미칠 수 있으므로 복용 후 단점보다 장점이 많을 때에만 환자에게 투여해야 한다. 감기처럼 자연적으로 낫는 질병에 불필요한 약을 투여하면 오히려 해가 될 수 있다. 나 혼자만 이렇게 처방하는 것이 아니고 네덜란드의 모든 의사가 이렇게 처방한다."

감기에 걸렸을 때 우리가 해야 할 유일한 일은 푹 쉬면서 체내 면역력이 알아서 하도록 내버려두는 것이다. 기침, 콧물, 가래는 감기 치료에서는 매우 중요한 의미가 있으니 그냥 기침이 나오게 두고, 콧물이 생기면 닦으면 그만이다. 다만, 다른 사람에게 감기 바이러스가 감염될 가능성을 생각해서 마스크를 쓰고, 콧물을 닦는 데 사용한 휴지는 꼭 휴지통에 버리는 예절을 지키면 된다.

감기의 고통을 완화하는 방법

발열이 감기 바이러스와 싸우는 인체현상이라고 해도 몸이 고통스러운 것은 사실이다. 특히 아이들은 몸이 불덩이처럼 뜨거워지면 못 견뎌한다. 이럴 땐 얼음을 넣은 주머니를 수건으로 감싸서 이마에 올리거나 찬물에 적신 수건으로 몸을 반복적으로 닦아주면 된다. 이렇게 하면 혈관이 수축되어 백혈구를 포함한 혈액이 모이는 것을 막아주기에 일시적으로 열이 내려간다.

또 코로 숨을 쉬는 것도 열을 내리는 방법이다. 우리 몸에서 가장 발열이 심한 기관은 코인데, 비교적 낮은 온도의 공기가 들어가 뇌에 영향을 미치면서 열을 낮추기 때문이다.

감기의 고통을
완화하는 방법

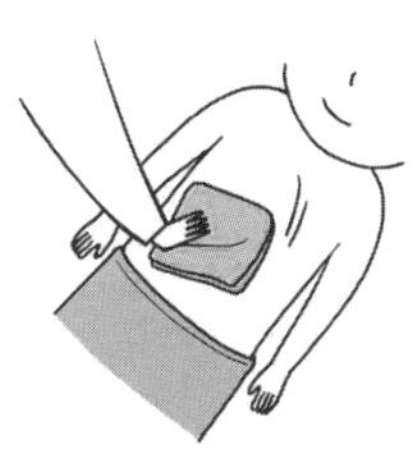

젖은 수건으로
몸 닦기

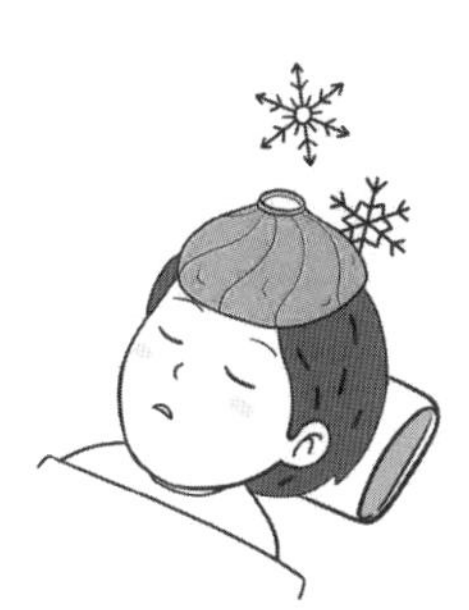

얼음주머니를 수건으로
감싸서 이마에 올리기

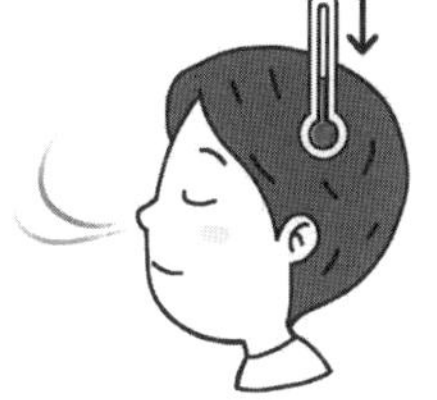

코로 숨쉬기

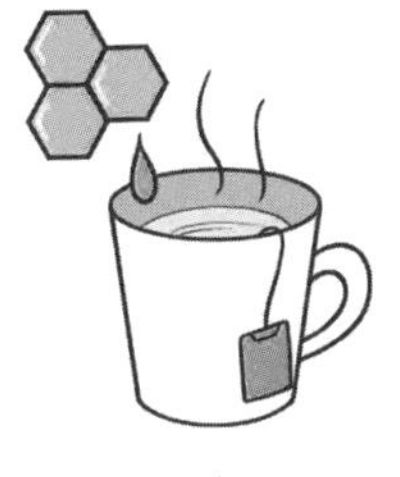

취침 전
따뜻한 꿀차 마시기

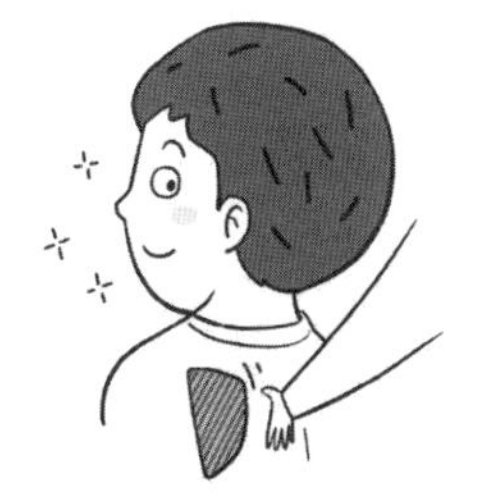

견갑골 부근
마사지하기

기침이 심할 때는 따뜻한 물이나 차를 마시는 것이 좋다. 특히 꿀을 넣은 차를 마시고 자면 증상이 조금 완화된다. 꿀에 들어 있는 글루콘산이 살균작용을 해 감기 바이러스를 억제하고 이물질을 정화한다. 이는 기침을 억지로 멈추게 하는 방법이 아니라 근본 원인을 제거하는 자연스러운 치유를 돕는 과정이다.

기침으로 인한 통증이 심해진다면 견갑골 부근을 마사지하면 좋다. 견갑골은 등에 있으며 몸통과 팔을 연결해주는 역삼각형 모양의 넓적한 뼈다. 이 주변에는 기침과 관련한 신경들이 많이 모여 있어서 마사지를 하면 통증이 줄어들 수 있다.

감기에 좋다는 주사의 효능, 믿을 만한가?

우리나라 사람들은 약도 선호하지만 주사도 선호한다. 그래서 병원에 갔을 때 의사가 “감기 주사 한 대 맞고 가라”고 하면 안도한다. 수액을 맞는 경우도 무척 많다. 수액은 워낙 인기가 좋아 현재 ‘불황기 개원 가의 오아시스’라고 불릴 정도다. 심지어 ‘수액 전문 병원’도 생겼다. 수액은 실손보험으로 보장받을 수 있어 가격을 개의치 않고 맞는 사람들도 있다.

주사를 맞으면 더 빨리 낫는다?

병원에서 말하는 '감기 주사'는 소염제 주사다. 즉 기존의 처방전에서 소염제 성분을 주사기를 이용해 몸에 주입하는 것이라고 보면 된다. 이는 감기에 걸린 후에 맞는 주사로, 감기를 예방하는 독감 예방주사와는 전혀 다르다. 소염제와 항생제를 헷갈리는 사람들이 많은데, 항생제가 세균을 죽이는 성분이라면 소염제는 빨갛게 붓고 열이 나는 염증과 그로 인한 통증을 완화하는 성분이다. 이 역시 염증의 원인을 제거하는 것은 아니고 단지 억제할 뿐이다.

그럼에도 불구하고 감기에 걸려서 목이 붓고 따가우면 사람들은 약보다는 주사를 더 선호한다. 주사는 혈관으로 직접 약물을 투입하므로 입으로 먹는 약보다는 더욱 효과가 있을 것이라고 믿기 때문이다. 물론 '약보다 빠르게 작용한다'는 주장은 일리가 있지만, 그렇다고 소염제가 '감기를 빠르게 치료한다'고는 볼 수 없다. 결론적으로 사람들이 느끼는 주사의 빠른 효과는 그저 심리적인 안정감일 뿐, 감기 치료와는 아무런 상관이 없다.

수액 주사도 부작용이 있다

수액 주사는 일반인에게 큰 효능이 없는데도 몸이 피로하고 면역력이 떨어진 것 같으면 맞는 사람들이 많다. 그런 사람들은 병실에서 한 시간 정도 영양이 듬뿍 담긴 수액을 맞는다는 사실에 안정감을 느끼기도 한다. 수액 주사를 맞고 나서 '몸이 개운해졌다'고 말하는 사람들도 있다. 이렇게 사람들이 수액 주사를 극찬하다 보니 별의별 수액 주사가 다 생겼다. 일반 포도당 주사부터 비타민 주사, 마늘 주사, 감초 주사, 숙취 주사 등이 바로 그것이다. 정말 이런 수액 주사들이 효과가 있을까?

사실 포도당 수액의 열량은 밥 한 공기보다 적다. 또 아미노산을 함유한 수액이더라도 균형 있는 식단이면 얼마든지 그 정도의 양을 보충할 수 있다는 것이 전문가들의 의견이다.[15] 결국 우리는 평균적인 한 끼 식사, 혹은 그에 미치지도 못하는 영양분을 몇만 원부터 10만 원이 넘는 돈을 주고 몸에 주입하는 것이다.

수액 주사에도 분명 부작용이 있다. 당뇨병 환자의 경우 포도당 주사를 맞으면 혈당이 급격하게 떨어질 수 있다. 고혈압, 신부전, 신장 기능에 이상이 있는 사람들은 혈액량이 갑자기 증가해서 심장에 무리를 줄 수 있다. 뿐만 아니라 수액의 양이 인체가 감당할 수 없을 정도라면 급성쇼크 증상이 나타날 위험도 있다.

그렇다면 이렇게 별 효과는 없고 부작용이 나타날 수 있는 수액 주사를 병원에서 권하는 이유는 무엇일까? 그것은 수액 주사가 확실한 돈벌이 수단이 되기 때문이다. 수액 주사의 이런 매력을 알아본 병원에서는 너도나도 수액 주사를 내세운다. 심지어 서울 시내의 모 대장항문 전문 클리닉에서조차 '환절기 감기 예방, 감기 치료에는 활력 주사로 건강을 되찾으세요'라는 문구를 내걸면서 3만 9,000원의 활력 주사를 2만 9,000원에 놔주겠다고 할인 행사를 하기도 한다. 이곳에서는 '위, 대장 수면내시경을 검사하신 분들께 마늘 주사 혜택을 드린다'면서 '마늘 주사액은 항노화, 간 기능 회복, 숙취 해소, 피부미용, 피로 회복 등의 효과가 있는 수액'이라고 과장 광고도 하고 있다. 하지만 **수액은 그저 포도당, 나트륨, 비타민, 단백질, 아미노산 등의 영양소가 섞인 물일 뿐이다.**

상식적으로, 이러한 단순 영양물질을 만병통치약으로 오인하게 하는 것은 분명 잘못이다. 의료계조차도 일반인에게 수액은 그저 '플라시보'에 불과하다고 결론내리고 있다. 정작 수액이 필요한 사람은 따로 있다. 심한 설사로 인해 급격한 탈수 증상을 보이는 환자, 밥을 먹지 못하고 금식을 해야 해서 최소한의 영양분이 필요한 환자, 입으로 음식을 씹지 못하는 환자들에겐 수액 주사가 최소한의 기초 처방이다.

병원에서 맞는 주사든, 휴식과 영양 보충을 위한 수액 주사든 감기와는 별 상관이 없다. 그저 피로 회복의 측면에서 안정감을 줄 뿐이다. 병원에서 주사를 놓는 이유는 약효가 빠르게 나타나야 하거나, 약을 복용하기 어려운 긴급 상황일 때다. 그러나 일반적인 바이러스성 감기 환자에게 주사는 마음을 안정시켜주는 효과 그 이상도 이하도 아닌 셈이다.

영아에게 감기약을 주는 것은 생명을 빼앗는 일

아이가 감기에 걸려서 열과 콧물과 기침으로 고통스러워하는 모습을 보면 부모는 안타까운 마음에 당장 병원에 데려가거나 약을 먹인다. 그래야 '부모 노릇'을 제대로 하는 것 같다. 그러나 어린이들에게 감기약을 먹이는 것은 매우 치명적인 일이다. 특히 만 2세 미만의 영아라면 심한 경우 생명을 빼앗는 일이 될 수도 있다.

감기약 때문에 죽는 아이들

미국 FDA의 보고에 따르면 1969년에서 2006년 사이에 54명의 어린이가 감기약의 일종인 충혈완화제를 복용한 후 사망했으며, 69명의 어린이가 감기약의 일종인 항히스타민제를 복용한 후 사망했다.

〈미국소아과학회지〉는 2004년부터 2005년 사이에 감기약을 복용한 후 응급치료를 받은 12세 미만 어린이를 총 7,092명으로 집계했다. 그중 2세 이하가 1,609명, 2~5세가 4,541명, 6~11세가 942명이었다. 6세 이상에서는 나이가 많을수록 그 숫자가 줄어드는데, 그나마 신체 발달이 조금씩 이뤄지기 때문이다. 어릴수록 감기약의 부작용이 더욱 심각하다는 사실이 통계로 밝혀진 것이다.

이러한 통계를 받아들여 FDA는 2008년에 만 2세 미만의 영아에 대한 감기약 처방을 아예 금지했으며, 캐나다와 영국도 만 6세 미만의 유아에 대한 감기약 처방을 금지했다. 약이 감기를 낫게 하기보다는 부작용이 더 클 수 있다는 연구결과는 계속 이어졌다. 한 예로, 항히스타민제는 천식이 있는 아이의 호흡기 속 분비물 제거를 방해하며, 코막힘을 해소하는 약 성분은 오히려 코를 막히게 하는 것으로 밝혀졌다. 매우 심각한 부작용은 정신착란이다. 세계 최고의 의료

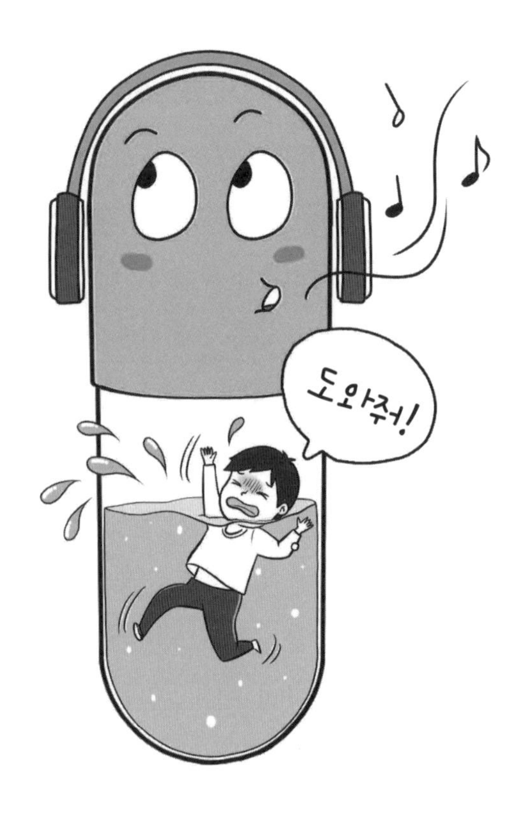

어린이들에게 감기약을 먹이는 것은
매우 치명적이다.

기관으로 평가받는 존스홉킨스병원의 아동센터 전문의 자넷 서원트 박사가 이런 말을 했다.

"모든 약은 부작용이 있습니다. 여기 처방된 진통·소염제는 심장박동수를 증가시키고 혈압을 높이며 심장박동 또한 불규칙하게 하죠. 또 잘 알려지지는 않았지만 어떤 약은 정신병 반응까지 일으킵니다. 약을 복용한 아이가 거미나 곤충이 몸에 기어 다니는 것 같은 환각 상태에 빠지는 것이 그 예입니다. 물론 이런 부작용은 약 복용을 중지하면 없어집니다."

그녀는 심지어 "어린이들에게 단 한 알의 감기약도 주지 말 것"을 강력하게 권고했다.[16]

하지만 의료 현장에서는 어린이들에게 빈번히 감기약을 처방한다. 병원에서 처방하는 항생제의 64%가 9세 이하의 어린이용으로 알려지고 있다. 건강보험심사평가원의 자료에 따르면 2013년 병원급 의료기관의 환자의 연령별 항생제 처방률은 0~9세가 전체의 64%(1억 8,728만 건), 50대 6.8%, 30대 5.9%, 40대 5.6% 순으로 9세 이하 환자의 비중이 압도적으로 높았다.[17]

의사들은 "어린이 감기는 중이염으로 발전할 가능성이 있어서 감기 초기에도 예방 목적으로 항생제를 먹여야 한다"고 말하지만 항생제는 치료 목적이지, 결코 예방 목적으로 사용할 수 없다는 것이 전문가들의 일치된 견해다. 드물게 감기가 폐렴이나 부비동염으로 발전할 수 있지만, 항생제 사용은 그때 해도 늦지 않다. 이렇게 세균성으로 발전하는 것은 감기가 2~3주 이상 지속된 다음의 일이다. 따라서 감기에 걸린 지 1주일도 안 되는 시기에 항생제를 '예방 목적으로' 투여한다는 것은 있어선 안 되는 일이다.

어린이를 대상으로 항생제를 사용할 때 특히 주의해야 할 것은 알레르기 반응이다. 만약 항생제를 먹고 알레르기 반응을 보인 아이가 다음에 항생제 주사를 또 맞으면 쇼크로 사망에도 이를 수 있다. 뿐만 아니라 설사, 구토, 멀미, 위장장애, 피부 발진도 생길 수 있다.

무엇보다 어렸을 때부터 감기약을 먹으면 면역력을 키울 중요한 기회를 잃어버리게 된다. 어린 시절의 감기는 인체가 감기 바이러스와 싸우면서 치유 정보를 기억하고 면역력이 스스로를 훈련하는 과정이며 질병에 대해 공부하는 기회다. 그런데 감기약은 이러한 훈련과 공부의 과정을 교란해 결국 면역력을 떨어뜨린다. 부모가 감기약을 아이에게 먹이는 것은 부모가 앞장서서 아이의 면역력을 약화시키는 것과 같다.

감기와 증상은 비슷하지만 감기가 아닌 질병들

감기의 대표적인 증상은 발열, 기침, 콧물, 오한 등이다. 이런 증상이 느껴지면 으레 감기라고 생각하는데, 오로지 '감기만의 증상'이 아닐 때도 있다. 이런 증상들은 몸이 전반적으로 안 좋을 때 나타나기 때문이다. 다른 질병인데 잘못 판단해서 감기약을 사먹을 경우 질병을 치료할 수 있는 시간을 놓쳐서 더욱 악화될 수 있다. 따라서 감기 증상인 것 같은데 조금이라도 의아한 부분이 있다면 자가 판단을 하지 말고 반드시 전문의의 지시에 따라야 한다.

독감, 급체도 감기와 증상이 비슷하다

감기와 가장 많이 혼동하는 것이 바로 독감이다. 하지만 약간의 지식만 있다면 그리 어렵지 않게 구별할 수 있다.

우선, 열을 통해서 감지하는 방법이다. 감기의 경우 최소 1~4일까지의 잠복기가 있다. 그래서 열이 '서서히' 오르는 특징을 보인다. 반면 독감은 갑작스레 39도까지 치솟는다. 따라서 며칠에 걸쳐 미열이 있다면 감기라고 볼 수 있고, 어제까지만 해도 괜찮다가 갑자기 몸이 뜨거워지면서 열이 치솟으면 독감이라고 할 수 있다.

근육통과 몸살도 중요한 기준이다. 감기에 걸리면 콧물, 코막힘, 기침 등이 나타나지만 이로 인해 생활 자체가 불가능하지는 않다. 하지만 독감은 '앓아 눕는다'는 표현이 적절할 만큼 심한 근육통과 몸살이 동시에 오기 때문에 정상적인 생활 자체가 불가능하다. 이렇게 열이 오르는 속도, 근육통과 몸살의 여부와 정도를 살피는 것이 감기와 독감을 구별하는 매우 중요한 잣대가 될 수 있다.

감기의 일반적인 증상 없이 기침만 계속되는 경우가 있는데, 심장에 이상이 있어도 기침이 나온다. 심부전도 마른기침을 동반한다. 이럴 경우에는 병원에서 심장 초음파검사를 받아보는 게 좋다. 특히 기침과 함께 지나친 피로감, 누웠을

때 호흡곤란, 식욕부진 등의 증상이 동시에 나타난다면 반드시 병원을 찾아야 한다.[18)]

급체 역시 감기와 비슷한 증상을 보인다. 급체란 음식을 급하게 먹었거나 심한 스트레스를 받았을 때 위장의 근육이 경직되면서 위장 본래의 기능을 상실한 상태다. 온몸에 열이 나고 목이 붓고 두통이 있으며, 식은땀도 흘리는 등 감기와 매우 비슷한 증상이 나타난다. 의사들도 때로 급체를 감기로 진단하는 실수를 하는데, 어린 아이일수록 의사소통이 쉽지 않아 오로지 증상만 가지고 원인을 판단해야 하므로 급체를 감기로 오인하는 경우가 더 많다.

폐렴도 감기와 증상이 비슷하다

폐렴의 초기 증상도 감기와 크게 다르지 않다. 콧물, 재채기, 가래가 생기다가 가슴 통증, 발열, 기운이 없고 숨이 차는 증상이 동반된다. 하지만 폐렴은 감기 바이러스와는 아무런 상관이 없고, 폐에 세균이 침투해 염증을 일으켜서 생긴다. 물론 감기가 폐렴으로 진행될 수는 있다. 기관지 점막이 약해지면 세균이 침투할 수 있는 여지가 더 많이 생기면서 폐렴으로 발전하는 것이다. 또 독감 바이러스는 바이러스가 폐로 직접 침투해 염증을 일으키기도 한다.

몸살이 동반되기도 한다

감기와 함께 자주 오는 것이 몸살이다. 몸살은 일반적으로 '몸이 몹시 피로해서 생기는 질병'으로 정의한다. 팔다리가 쑤시고 근육통이 있으며 오한도 생긴다. 또 몸에 힘이 없고 식욕이 떨어진다. 증상이 심하면 입원도 한다. 몸살은 '몸이 체력의 한계를 느껴서 보내는 신호'다. 따라서 몸살이 오면 감기와 똑같이 잘 먹고 푹 쉬면 낫는다.

몸살은 바이러스 감염과는 상관이 없으므로 감기와는 완전히 다른 종류의 질병이라고 볼 수 있다. 감기는 몸의 특정 부위, 대개 코와 입, 목 주변에 문제가 생기지만 몸살은 몸 전반에 오한이 오고 근육통이 생긴다. 그런데 '감기몸살'이라는 말처럼 감기와 몸살이 함께 오는 경우가 많다. 전반적으로 약화된 면역력의 틈새를 뚫고 감기 바이러스가 침투하고, 이것이 다시 체력을 떨어뜨리면서 감기몸살이 된다.

결핵도 기침을 한다

감기와 결핵은 초기 기침 증상이 동일해 혼동할 수 있다. 감기가 오래 가서 병원에 갔더니 결핵 진단을 받는 경우도 있다. 특히 결핵균은 다른 병원균들에 비해서 증식 속도가 매우 느리고 염증 반응도 약해 초기에는 감기로 오인하기에 딱 좋다.

일단 기침이 2주 이상 계속된다면 결핵을 의심하고 병원 진찰을 받아야 한다. 그리고 그전에라도 가래에 피가 섞여 있거나 식욕이 떨어지거나 몸을 약간만 움직였는데도 호흡 곤란이 있다면 결핵일 수 있다. 결핵은 병원에 가지 않고 보건소에만 가더라도 무료로 검사와 치료를 받을 수 있다.

감기 증상과 비슷하다고 해서 무조건 감기약을 사먹는 일은 위험하다. 특히 환절기도 아니고, 체력이나 면역력이 저하되지도 않았는데 감기 증상이 나타나면 감기가 아닐 가능성이 높다. 따라서 감기 증상이 나타날 때는 무조건 감기약을 떠올리지 말고, 우선 병원에서 적절한 진찰을 받는 것이 중요하다.

PART 3

감기를 이기는 **비타민과 면역력의 힘**

평소에 영양을 골고루 섭취하고 감기 예방법을 실천한다면 환절기에 고생하는 일을 조금은 더 줄일 수 있다. 무엇보다 중요한 것은 면역력이다. 면역력을 높이려면 어떻게 해야 할까? 감기에 걸렸을 때는 충분히 쉬고 영양소를 골고루 섭취하는 것이 무엇보다 중요하다. 여러 영양소 중에서 특히 비타민C는 인체에 에너지를 공급해 감기뿐만 아니라 모든 질병에 대적할 수 있도록 면역력을 향상시킨다. 이 외에도 우리가 이제까지 면역력에 대해 간과했던 것들을 하나씩 짚어보자.

감기를 이기는 비타민C의 힘

'감기에는 비타민C가 좋다'는 말을 들어봤을 것이다. 그래서 감기에 걸리면 비타민C가 풍부한 오렌지, 유자, 레몬, 키위, 딸기 등을 많이 찾고 각종 비타민제를 통해서 부족한 양을 보충하려고 한다. 그러나 사실 '감기와 비타민C'의 문제는 의학계에서 지난 70여 년간 뜨거운 논쟁거리였다. 그만큼 첨예한 대립과 반박, 새로운 증거와 사례가 제시되어왔다. 그 결과 비타민C는 감기 예방과 면역력 향상에 적지 않은 도움이 되며, 특히 초기 감기 증상을 완화하는 데 상당한 효능을 보인다는 사실이 밝혀졌다.

감기에 걸리면 체내 비타민C가 줄어든다

사회적으로 비타민C에 주목하기 시작한 것은 1970년대부터였다. 당시 미국의 과학자인 라이너스 폴링 박사가 펴낸 《비타민C와 감기》라는 책이 화제가 되면서 '감기에는 비타민C가 효과적'이라는 인식이 확산되었다. 그는 평생에 한 번도 받기 힘든 노벨상을 두 번이나 받았을 정도로 뛰어난 과학자였다.

그가 책에서 주창한 '비타민C 고용량 요법'은 전 세계적으로 비타민C 열풍을 불러일으켰다. 그는 하루에 비타민C를 1,000㎎ 이상 먹은 사람의 45%가 감기에 덜 걸렸으며, 암과 노화도 방지되었다고 주장했다. 이때부터 사람들은 비타민C를 사먹기 시작했다. 약국에 제품이 없어서 팔지 못할 때도 있었다.

물론 이에 대한 반박도 있었지만, 그의 사후(死後)에 비타민C가 손상된 세포의 활성산소를 제거하는 효능이 있음이 증명되었다. 또한 암의 발생과 성장을 늦추고 인간의 생존기간을 늘려주며 체내 독성을 줄인다는 사례들도 발표되었다. 감기에 걸리기 전후에 고용량의 비타민C를 복용하면 바이러스와 싸우느라 소모된 백혈구 속 비타민C가 보충되어 감기를 앓는 기간이 39% 정도 단축된다는 연구 결과도

있었다.[19]

하지만 지나치게 많은 양을 복용하는 것은 문제가 될 수 있다. 인제대학교 백병원 가정의학과 박현아 교수는 〈한국보건의료연구원 리포트〉에서 이렇게 밝혔다.

"비타민C가 강력한 항산화작용으로 산화 스트레스를 줄여주지만 한국인에게 필요한 비타민C의 하루 권장량은 100mg이다. 너무 많이 섭취하면 흡수되지 못한 비타민C가 장내에 남아 메스꺼움, 복부팽만 등을 일으킬 수 있고 신장결석을 만들 수도 있다. 위장장애가 있거나 신장결석의 병력이 있다면 고용량 비타민C 섭취는 주의해야 한다."[20]

합성비타민은 몸에 해악을 끼칠 수 있다. 천연비타민을 골라 먹자

비타민C의 복용에 있어서 또 하나 주의할 점은 합성비타민이다. 공장에서 만드는 합성비타민C에는 합성화학물질이 다량 포함되어 있어 독성과 부작용이 심할 수 있으니 섭취에 주의를 기울여야 한다.

우선, 합성비타민은 흡수율이 낮다. 일반적으로 채소, 과일,

곡식에 함유된 천연비타민은 흡수율이 80~100% 정도이지만 합성비타민은 10%에 불과하다.

부작용도 문제다. 합성비타민C는 제조 시 전기화학적으로 분해하는 과정을 거친다. 원재료는 감자와 옥수수 녹말, 초산균을 통해 만든 석유화합물이다. 물론 이때의 석유는 우리가 흔히 생각하는 원유는 아니다. 중요한 것은, 합성비타민C는 이런 재료들과 여러 첨가물을 전기화학적 방법으로 천연비타민의 화학식과 똑같이 결합시킨 것에 불과하다는 점이다. 자연의 풍부한 햇빛과 물, 공기로 만든 비타민이 아닌 '무늬만 비타민'인 것이다. 이러한 **합성비타민C는 물과 만나면 매우 강한 산성을 띠므로 위벽에 손상을 줄 수도 있다. 그래서 "비타민C 보충제는 음식과 함께 먹어야" 한다.**[21]

또한 합성비타민C에 들어간 첨가물은 인체가 잘 소화할 수 없는 물질이다. 특히 화학색소, 방부제, 코팅제 등의 화학첨가제는 소화가 잘되지 않는 데다 체내에서 노폐물이나 독소로 바뀌어 인체에 직접적으로 부담을 준다. 몸에 좋자고 먹는 비타민이 오히려 몸에 해를 끼치는 것이다.

그렇다면 합성비타민과 천연비타민은 어떻게 구별할까?

가장 쉬운 방법은 제품 뒷면에 표기된 원재료 및 함량을 확인하는 것이다. 만약 '아세로라 추출물(비타민C 25%)'과 같이 천연원료의 이름과 함께 비타민 성분이 동시에 표시되어 있다면 천연비타민C이다. 반면 원재료에 대한 설명이 없고 막연히 '비타민C'나 '아스코르빈산'으로 표시되어 있다면 이는 합성비타민이라고 할 수 있다.

비타민C를 알약이나 캡슐 형태로 만들 때 들어가는 '화학부형제'의 사용 여부도 매우 중요하다. 화학부형제는 이산화규소(실리카), 스테아린산 마그네슘, 히드록시프로필메틸셀룰로오스(HPMC) 등이 있는데 이런 물질들은 체내에서 폐암, 흉통, 독소 상승 등을 일으킬 수 있다.[22]

이 외에 비타민C를 불에 태워보거나 물에 녹여봐도 원료를 추정해볼 수 있다. 석유계 합성물질의 도움을 받아 만든 합성비타민은 불에 태우면 플라스틱이나 타이어를 태울 때 나는 매케한 냄새가 나는 경우가 많고, 물에 녹여서 마실 때 아주 역겨운 쓴맛이 난다. 반면 천연 원료 비중이 높은 천연비타민은 마른 풀을 태울 때 나는 구수한 냄새가 나거나 물에 녹였을 때 녹차 맛이나 곡차 맛이 난다.

물론 비타민C뿐만 아니라 자연에 존재하는 모든 영양소가 면역력에 긍정적인 작용을 하고 감기를 이겨내는 데 도움이 되지만 천연 원료로 만든 비타민C는 감기 바이러스와 싸우는 백혈구와 직접적으로 관련이 있는 만큼 감기 초기 증상에 상당한 도움이 될 수 있다.

비타민 섭취, 보충제가 필요한 이유

비타민C를 비롯해 각종 비타민을 충분히 섭취하는 것은 인체 건강을 위한 절대적인 조건이다. 다행스러운 것은 '충분하고 균형 잡힌 식사'를 하면 별도의 비타민 섭취가 필요 없다는 점이다. 현미 등의 통곡물과 채소, 육류를 적절히 섭취만 해도 몸이 원하는 비타민 용량을 채울 수 있다. 그러나 균형 잡힌 식사를 실천하기가 쉽지 않고, 토양의 오염도가 갈수록 심해져서 자연에서 얻은 식품으로 섭취할 수 있는 영양소의 양이 상대적으로 줄어들었기 때문에 그 대안으로 영양 보충제를 생각할 수밖에 없다.

비타민 섭취와 흡수가 방해받고 있다

우리나라 국민 10명 중 9명은 비타민D에 결핍되어 있다. 건강보험심사평가원에 따르면 비타민D 결핍 환자는 2010년 3,118명에서 2014년 3만 1,255명으로 늘었다. 4년 사이에 무려 10배가량 늘어난 것이다. 비타민D는 뼈와 치아를 구성하는 데 꼭 필요한 영양소이지만 부족해지면 알레르기 질환, 비만 등에도 영향을 미친다. 비타민D는 햇볕을 쐬어야만 합성되는데, 실외 활동보다는 실내 활동이 많은 요즘은 매일 30분씩 충분하게 햇볕을 쐴 수 있는 기회가 많지 않아 결핍되는 경우가 늘어나고 있다.

간식으로 혹은 주식 대용으로 많이 먹는 각종 가공식품, 패스트푸드는 비타민의 체내 흡수를 방해한다. 이러한 음식들을 먹을수록 영양 불균형이 심화될 수 있는 것이다.

나이가 들어갈수록 자연스럽게 음식 섭취량이 줄어들고 동시에 비타민 섭취량도 줄어든다. 예를 들어 30세의 나이에 100의 칼로리 섭취를 했다면 80세의 나이에는 80의 칼로리를 섭취하게 된다. 특히 치아가 부실해지고 때로는 식욕도 떨어져서 주로 부드러운 음식인 국수, 빵 등을 선호하게 되는데, 그러면 비타민 섭취량이 줄어드는 것은 당연한 일이다. 이렇게 비타민 섭취량이 줄어들고 그 영향으로 에너지가 떨어지면 체내 면역력이 충분히 활동하지 못한다. 네덜란드 '아카데믹 메디컬센터'의 반 덴 브린크 박사는 이와 관련한 연구 결과를 〈뉴사이언티스트〉에 발표했다. 하루 정도 굶은 지원자들에게 유동식을 먹였더니 '감마 인터페론', 즉 외부의 바이러스와 싸우는 능력이 무려 4배나 증가했다. 에너지가 공급되자마자 면역세포들이 감기 바이러스를 공격하기 시작한 것이다. 이러한 실험 결과는 '인체가 어느 정도 에너지를 공급받아야 바이러스를 공격할 수 있다'는 사실을 확인시켜주었다.[23)]

식사만으로는 비타민을 충분히 섭취할 수 없다

식사만으로 비타민을 섭취하는 것도 현실적으로 점점 어려워지고 있다. 예를 들어 키위로 하루 비타민C 권장량을 채우려면 무려 40개를 먹어야 한다. 하루 종일 앉아서 키위만 먹어야 하는 것이다. 이는 현실적으로 불가능한 일이다. 또 이렇게 많은 양을 먹게 되면 칼로리를 필요 이상으로 섭취하게 되고 포만감 때문에 다른 음식을 먹지 못하게 된다. 이는 다시 영양 불균형 상태를 불러온다. 비타민C 권장량을 채우려다 칼로리는 넘치고 다른 영양소는 부족해진다는 이야기다. 비타민E도 마찬가지다. 권장량을 채우려면 매일매일 콩기름 한 국자에 견과류 한 봉지를 먹어야 한다. 현실적으로 이러한 식생활을 한다는 것 자체가 매우 힘들다.[24)]

게다가 지속적인 토양 오염으로 인해 채소와 곡물이 과거처럼 튼실하게 자라지 못하므로 같은 양의 음식을 먹어도 충분한 비타민을 섭취할 수 없다. 토양 오염이란 인간이 만들어낸 여러 가지 화학물질, 중금속, 하수 및 폐수 등이 흡수되어 토양이 그 기능을 잃어버린 것을 말한다. 특히 중금속은 장기간 축적되는 것은 물론, 먹이연쇄를 통해서 사람과 가축, 식물에 전달되어 치명적인 영향을 미칠 수 있다.

이제 더 이상 자연에서 자라난 음식물이라고 해서 '영양이 풍부하다'라고 단정 지을 수 없다. 채식주의자들의 '채식이 답이다'라는 주장 역시 환경과 토양 오염으로 인해서 더 이상 '답'이라고 고집할 수도 없게 됐다. 그렇다면 비타민을 비롯한 각종 영양소는 영양 보충제의 도움을 받아 보충할 수밖에 없다는 결론에 이른다.

면역력 파괴의 주범들

면역력의 중요성은 이제 누구나 알고 인정하는 것이 되었다. 특히 신종플루를 비롯해 각종 바이러스 대한 공포가 높아지면서 건강의 핵심을 면역력으로 생각하는 사람들이 많아졌다. 면역력을 높이는 방법 역시 여러 기사와 책에 많이 소개되었는데, 이 방법들을 실천하는 것보다 더 중요한 것은 최소한의 면역력을 지키기 위해 '하지 말아야 할 행동을 하지 않는 것'이다.

물론 면역력을 키우는 것이 가장 이상적이겠지만 바쁜 일상 속에서 그 방법들을 제대로 실천하기란 쉽지 않은 일이다.

따라서 관점을 바꿔 면역력을 파괴하는 행동을 하지 않는 것만으로도 우리는 어느 정도 건강한 삶을 살아갈 수 있다.

면역력이 좋아야 질병을 이겨내는 힘이 강해진다

감기에 자주 걸리는 사람과 그렇지 않은 사람의 가장 큰 차이가 면역력이다. 감기 바이러스가 몸에 침투했을 때 면역력이 강한 사람은 바이러스의 활동을 충분히 억제할 수 있어 증상이 아주 가볍게 지나가거나 하루 정도만 쉬어도 말끔하게 낫는다. 반면 면역력이 약한 사람은 환절기처럼 기온차가 심하거나 갑자기 체력을 많이 소모하면 바로 감기에 걸릴 뿐만 아니라 질병을 이겨내는 힘도 약하다.

그런데 면역력은 우리 몸에서 구체적으로 어떤 작용을 할까? 첫 번째는 방어 작용으로, 외부에서 침입하는 세균, 독성물질, 각종 바이러스와 싸워서 더 이상 이 물질들이 몸속으로 침투하지 못하도록 막는 역할이다. 두 번째는 정화다. 일단 몸속으로 침투한 오염물질, 중금속, 방어 과정에서 죽은 세균·바이러스 등을 체외로 배출시켜 몸을 깨끗하게 한다. 세 번째는 재생이다. 기존의 각종 물질들 때문에 상처입고 훼손된 기관들을 되살리고 인체를 건강한 상태로 되돌

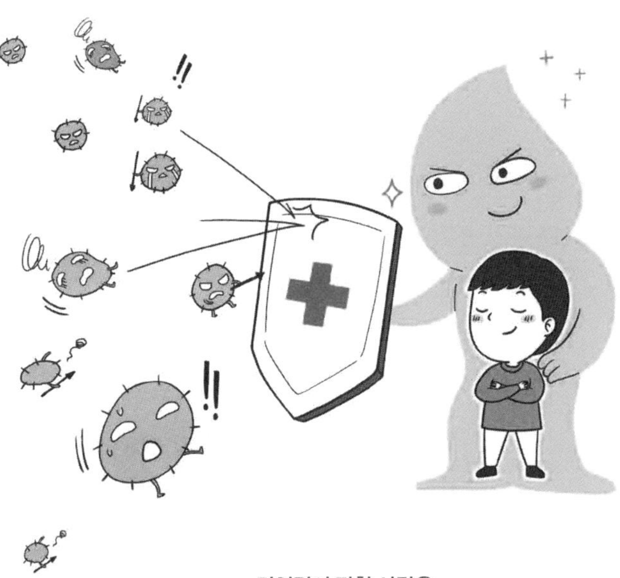

면역력이 강한 사람은
바이러스의 활동을 충분히 억제할 수 있다.

린다. 네 번째는 기억이다. 앞의 방어 과정에서 싸웠던 다양한 질병인자들을 기억했다가 그 인자들이 다시 체내에 침입하면 적절한 항체를 만들어 대항한다. 면역력의 이러한 작용은 매우 과학적이고 체계적이며 면밀하게 이루어진다.

우리가 면역력을 지키기 위해서 하지 말아야 할 일 중 첫 번째는 면역력을 파괴하는 음식을 먹지 않는 것이다. 대표적인 것이 술, 설탕, 통조림 식품이다.

술은 면역력의 최대 적이다

술은 그 자체로 면역력을 떨어뜨리는 작용을 한다. 혈청의 항균 작용을 약화시켜서 침입한 세균을 제거하는 것을 막는다. 뿐만 아니라 세포 매개성 면역 작용, 백혈구의 활동을 저하시킨다. 그래서 과음을 자주 하면 백혈구 수 자체가 줄어들어 면역력이 약화된다. 실제로 감기, 축농증, 독감에 걸렸을 때 술을 마시면 회복이 늦어진다.

즉 술은 면역력의 기저에 작용하면서 인체를 약화시키는 최대의 적이다.

설탕, 통조림 식품도 백혈구 능력을 저하시킨다

설탕이 많이 들어간 음식도 주의해야 한다. 단것을 먹으면 기분은 좋아지지만 백혈구의 능력은 현저하게 떨어진다. 100g의 설탕을 섭취하면 세균을 죽이는 백혈구의 능력은 최대 5시간 동안 떨어진다. 그러므로 면역력을 높이는 음식을 먹고 이어서 단것을 과도하게 먹으면 아무 소용이 없다.

통조림 식품도 마찬가지다. 특히 통조림의 안쪽 면을 덮고 있는 비스페놀 성분은 면역력을 제대로 작동시키지 못하게 하는 주범이다.

6시간 이상 잠을 잔다

면역력을 무력화시키지 않으려면 적어도 6시간 이상 잠을 자야 한다. 예를 들어 독감 등의 백신 접종을 한 후에 잠을 제대로 자지 않으면 항체의 반응이 떨어져 백신의 효과가 낮아진다.

수면 시간이 늘어날수록 백혈구의 수도 늘어난다. 미국 버펄로대학교 연구팀이 성인 1,400명을 대상으로 수면 시간과 질병 여부를 조사한 결과가 있다. 하루 평균 수면 시간이 6시간 이하인 사람은 그렇지 않은 사람보다 당뇨병에 걸릴 확률이 무려 5배 이상 높았고, 식욕 억제 호르몬인 렙틴 분비가 감소하면서 식욕이 증가해 비만의 가능성이 높았다. 또 혈압을 올려 심근경색, 협심증, 뇌졸중의 가능성도 훨씬 높아진다. 따라서 그 어떤 경우라도 최소 6시간의 수면 시간을 확보하는 것이 건강한 삶의 필수 요건이다.

스트레스는 빨리 풀어버린다

스트레스가 면역력에 나쁘게 작용한다는 사실은 누구나 알고 있지만, 스트레스를 받지 않을 수 없는 것이 현실이다. 그러면 어떻게 스트레스를 해소하느냐가 중요하다.

이를 위해서는 최소한 하루에 1시간 정도 '나만의 시간'을 갖는 것이 좋다. 이 시간에 요가, 명상, 운동을 하거나 취미생활을 하면 스트레스 해소에 도움이 된다. 혼자 시간을 보내는 것이 쉽지 않다면 심리상담을 통해서라도 스트레스를 줄여야 한다.

스트레칭을 매일 한다

면역력 유지를 위해서는 운동이 필수지만, 상황이 여의치 않다면 간단한 스트레칭이라도 매일 하는 것이 좋다. 스트레칭은 그저 몸을 이완시켜 피로를 풀고 관절을 부드럽게 하는 운동처럼 보이지만 사실 면역력에 적지 않은 기여를 한다. 스트레칭은 깊은 호흡과 긴장 이완을 통해서 혈액순환을 원활하게 하고 부교감신경을 활성화하는데, 부교감신경이 면역력과 매우 관련이 깊기 때문이다. 더구나 림프액의 흐름을 활발하게 만들어준다.[25] 따라서 운동할 시간을 내지 못한다면 간단하게 스트레칭이라도 해서 면역력을 유지해야 한다.

감기 치료에 도움이 안 되는 잘못된 속설들

워낙 감기에 자주 걸리다 보니 많은 사람들이 정확한 의학 지식보다는 입에서 입으로 전해지는 속설에 더 많이 의존하는 편이다. 이들 속설 중에는 검증되지 않은 처방들도 포함되어 있는데, 이는 올바른 치료를 방해해 오히려 감기 치료를 지연시키는 것들도 많다. 이번 기회에 감기에 대한 잘못된 속설에서 벗어나 바른 지식을 가져보자.

노인은 감기를 더 조심해야 한다?

일반적으로 노인은 신체적으로 약하다고 생각해 감기에 더 잘 걸릴 것이라고 여긴다. 하지만 꼭 그렇지만은 않다. 오랜 세월 동안 살아오면서 다양한 감기 바이러스에 노출되어봤기에 오히려 감기에 잘 걸리지 않는다. 다만 몸이 허약하고 면역력이 떨어진 상태에서 감기에 걸리면 자칫 폐질환으로 전이되어 사망에 이를 수 있으니 주의해야 한다.

감기는 어린아이들이 훨씬 더 잘 걸린다. 아직 접해본 바이러스가 적다 보니 저항력이 약하기 때문이다.

마스크를 쓰면 감기를 예방할 수 있다?

마스크는 감기 바이러스의 체내 침투를 예방하는 데 도움이 되기는 한다. 하지만 마스크가 감기 바이러스를 예방할 수 있다는 공식적인 데이터나 연구 결과가 아직 없다. 더욱이 마스크와 얼굴 사이의 틈새, 빰이나 콧등으로 얼마든지 바이러스가 침투할 수 있다. 마스크를 쓴다고 100% 감기를 예방할 수 있다고 생각하는 것은 무리다.

백신을 맞으면 독감에 안 걸릴 수 있다?

백신은 안정감을 주는 약이다. 백신을 한번 맞아두면 한 겨울 내내 독감에서 자유로울 수 있다고 생각한다. 그러나 백신을 맞아도 얼마든지 독감에 걸릴 수 있다. 다만 그 증상이 경미할 뿐이다. 따라서 백신을 맞았다고 하더라도 독감을 예방하기 위한 노력을 게을리해서는 안 된다.[26]

뜨겁고 매운 음식을 먹으면 감기가 떨어진다?

뜨거운 콩나물국밥에 고춧가루를 팍팍 넣어서 한 그릇 뚝딱 먹으면 마치 감기가 나을 것 같다고들 한다. 또 애주가들 사이에는 '고춧가루 넣은 소주 한 잔'이면 감기가 떨어진다는 말도 있다. 물론 이렇게 하면 몸이 뜨거워지고 땀이 나 왠지 건강한 기운을 되찾은 느낌이 든다.

하지만 매운 음식이나 소주는 감기에 직접적인 영향을 미치지 못할 뿐더러 오히려 안 좋은 영향을 미칠 수 있다. 보통 감기에 걸리면 호흡기의 점막이 붓고 예민해지는데, 이런 상태에서 뜨겁고 매운 음식을 먹으면 오히려 점막이 자극되어 상태가 더 나빠질 수 있다.

감기는 날씨가 추워서 걸린다?

추운 날에 옷을 따뜻하게 입지 않은 사람을 보면 "추우면 감기 걸린다"는 말이 저절로 떠오른다. 특히 사람들이 감기에 많이 걸리는 시기가 겨울철이라 날씨가 감기에 직접적인 영향이 있는 것처럼 여긴다. 하지만 날씨보다는 인체의 면역력 저하가 더 직접적인 감기의 원인이다. 그러니까 추위가 문제가 아니라 '추위로 인해서 떨어진 면역력' 때문에 감기에 걸리는 것이다.

예를 들어 환절기에 밤낮으로 기온 차이가 심하면 신체리듬이 깨지고, 이 변화에 적응하는 과정에서 면역세포의 힘이 현저하게 줄어든다. 따라서 무엇보다 인체의 면역력이 떨어지지 않도록 주의해야 한다.[27)]

감기에 걸렸을 때는 목욕을 해서는 안 된다?

감기에 걸리면 목욕을 하지 않는 사람들이 있다. 옷을 벗으면 체온이 떨어지고, 목욕 후에는 다소 한기까지 느껴지기 때문이다. 그래서 체온을 유지하기 위해서라도 목욕을 기피한다. 하지만 오히려 반대다. 따뜻한 물로 목욕을 하면 혈액순환이 더 잘되고, 목욕 후 잠자리에 들면 지친 체력을 회복하고 감기를 이겨내는 힘이 더 강해진다.

파즙을 바르면 막혔던 코가 뻥 뚫린다?

파즙의 알싸한 내음을 맡으면 마치 코가 뻥 뚫린 것 같은 느낌이 든다. 실제로 파즙을 코 안쪽에 묻히면 코가 시큰거리면서 시원해진다. 하지만 이는 파의 매운 향이 점막을 자극하는 것일 뿐 코가 뚫리는 것과는 전혀 상관이 없다.

감기는 겨울에만 걸린다?

감기는 오로지 겨울에만 걸린다고 생각하는 사람들이 있다. 하지만 감기의 진짜 원인은 추위가 아니라 '바이러스의 체내 침투'다. 따라서 여름에도 면역력이 저하되고 바이러스가 침투하면 얼마든지 겨울에 걸리는 감기 증상과 동일한 증상이 나타날 수 있다. 물론 바이러스는 30도 이상의 고온에서는 활성도가 약하고 저온에서는 강해져 여름철에 감기에 걸리는 일은 드문 편이다.

초기 감기에는 사우나, 찜질방이 좋다?

건강한 사람이 사우나를 하면 운동을 한 것과 같은 효과를 느낀다. 90도가 넘는 찜질방이나 사우나에 가면 높은 온도로 인해 혈압이 오르고 맥박이 빨라지면서 혈관이 확장되고 땀과 노폐물이 배출되면서 개운함을 느끼게 된다. 그러므로 감기에 걸렸을 때 몸에 열을 내면 감기가 빨리 나을 것 같은 생각이 드는 것도 무리는 아니다. 하지만 경우에 따라서는 증상이 더 악화될 수도 있다.

감기에 걸리면 면역력이 약화되고 체력도 떨어져 몸에 자극을 주는 사우나나 찜질방에 오래 있으면 오히려 해가 될 수 있다. 그보다는 집에서 체온보다 약간 높은 온도의 따뜻한 물에서 15분 정도 반신욕을 하는 것이 훨씬 더 효과가 크다.

평소에 할 수 있는 감기 예방법

감기 바이러스가 가장 활발하게 활동하는 시기는 환절기이다. 특히 이 시기에는 전반적으로 기온이 떨어지는 데다 일교차가 심해 인체의 면역력도 떨어진다. 이 두 가지 조건이 맞아떨어지면 감기 바이러스는 급격하게 확산된다. 따라서 환절기가 다가올수록 비타민C를 충분히 섭취하고 예방 수칙을 집중적으로 실행해서 감기에 걸릴 확률을 낮추어야 한다. 다음의 수칙만 잘 지켜도 감기를 이겨내거나 예방하기에 충분하다.

2~3일간 집중적인 휴식을 취한다

감기 예방을 위한 최고의 방법은 휴식이다. 이 말은 단지 집에서 많이 쉬라는 뜻이 아니다. 집에 있어도 과도하게 게임에 몰두하거나 회사 일, 주변 사람들의 관계 때문에 스트레스를 받으면 엄밀한 의미로 쉬는 것이 아니다. 정신적인 에너지가 소모되면 육체적인 에너지도 함께 고갈되기 때문이다. 쉴 때는 근심이나 걱정을 다 내려놓고 온전히 휴식에만 집중해야 한다.

감기에 걸렸을 때에는 2~3일 정도 집중적으로 휴식할 필요가 있다. 제대로 쉬고 건강을 관리하면 딱 이틀 정도면 체력을 어느 정도 회복할 수 있다. 주말을 활용하거나 주말과 연결해서 휴가를 사용하면 집중적으로 쉴 수 있는 2~3일의 시간을 만들 수 있다.

빠른 회복을 위해서는 잘 먹어야 하지만, 그렇다고 매끼마다 포만감이 느껴지는 식사를 하면 건강 회복에 도움이 되지 않는다. 과식을 하면 소화에 과도한 에너지를 써서 면역세포의 전투력을 떨어뜨릴 수 있으니 적당한 양을 먹어야 한다.

천연미네랄이 함유된 물을 충분히 섭취한다

혈액이 맑으면 우리 몸은 한층 더 강한 에너지를 낼 수 있다. 물을 충분히 섭취하면 큰 도움이 된다. 물은 에너지 대사 과정에서 생기는 노폐물을 청소해주므로 감기에 걸렸을 때는 물 섭취가 필수다. 더구나 몸에 열이 많이 나는 것은 그만큼의 수분이 더 필요하다는 의미이기도 하니 물을 충분히 섭취하자. 하지만 억지로 물을 많이 마실 필요는 없다. 물을 곁에 두고 갈증이 날 때마다 수시로 마시는 것으로 충분하다.

물은 천연미네랄이 함유된 물이 좋다. 역삼투압 정수기나 알칼리수 이온수기의 물은 자연의 풍부한 천연미네랄이 포함되어 있지 않다. 특히 역삼투압 정수기에서 나오는 물은 pH 5.9~6.3 정도의 증류수이자 산성수이므로 오히려 몸속의 칼슘, 미네랄 등을 빼내고 뼈의 밀도를 약화해 골다공증을 유발한다. 따라서 반드시 천연미네랄을 풍부하게 함유한 물을 골라 마실 필요가 있다.

습도를 조절하면 바이러스의 힘을 떨어뜨린다

겨울철에는 실내의 습도 조절에도 신경을 써야 한다. 만약 실내가 지나치게 건조하면 입과 코, 폐의 점막도 동시에 건조해져서 세균과 바이러스를 방어하는 능력이 떨어진다. 또 오염된 실내공기를 빼내기 위해 하루에 적어도 한두 번은 창문을 열어 환기해주어야 한다. 미세먼지가 기승을 부릴 땐 고성능 헤파필터가 장착된 공기청정기를 사용하는 것도 도움이 된다.

청결과 체온 유지, 그리고 적절한 운동을 한다

감기에 걸렸을 때는 청결에 특히 유의해야 한다. 감기 바이러스는 공기 중에서도 전파되지만 손에 의해 옮겨지는 일이 많다. 대중교통의 손잡이가 가장 대표적이다. 외출 후 혹은 외출 중이라도 중간중간 손을 깨끗하게 씻으면 괜찮지만, 만약 그렇게 할 수 없는 상황이라면 감기 바이러스에 감염될 확률이 매우 높다. 손을 씻을 땐 항균 비누를 활용하면 효과가 더 좋다.

체온 유지도 필수다. 감기가 환절기에 많이 확산되는 것

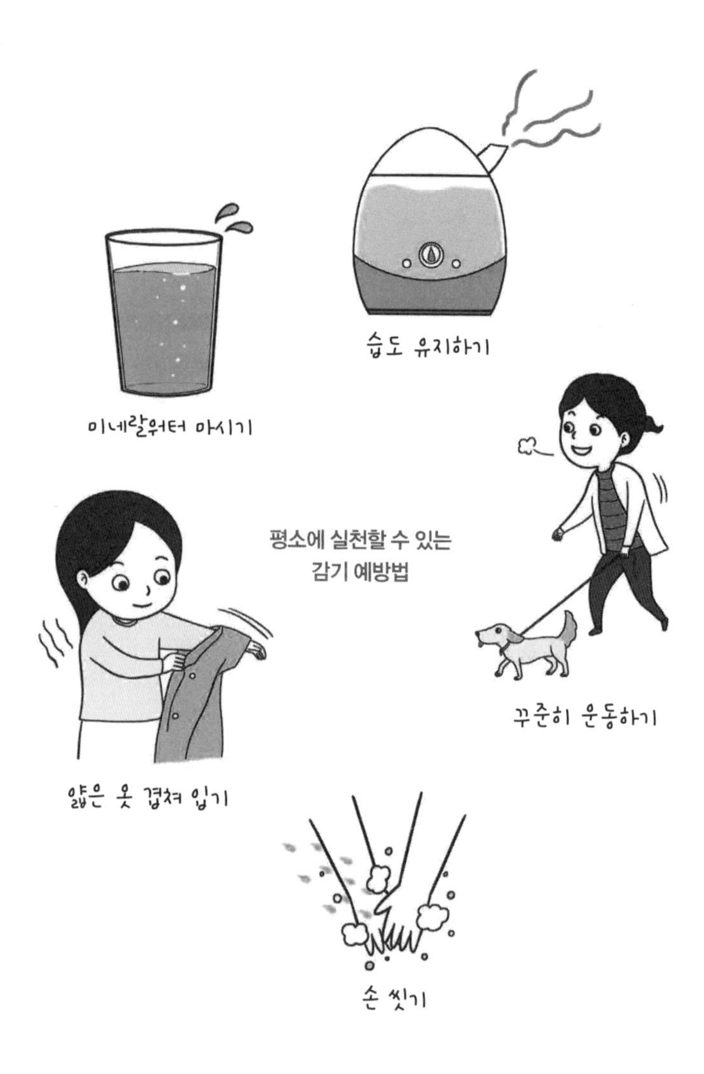
습도 유지하기
미네랄워터 마시기
평소에 실천할 수 있는
감기 예방법
꾸준히 운동하기
얇은 옷 겹쳐 입기
손 씻기

은 감기 바이러스 자체가 낮은 온도에서 더 잘 번식하기 때문이다. 특히 **몸이 차가우면 바이러스의 아주 쉬운 공격의 대상이 된다.** 따라서 얇은 옷을 여러 겹 겹쳐 입어 따뜻한 공기가 몸을 감싸도록 하고 손과 발, 배의 온도에도 신경을 써야 한다.

운동을 꾸준히 하는 것도 감기를 예방하는 데 많은 도움이 된다. 규칙적으로 운동을 하면 체온이 높아져서 혈액순환이 원활해지고 면역력도 강해진다. 다만 지나치게 운동을 많이 하면 오히려 활성산소가 많아져 건강을 해칠 수도 있으니 무리하지 않는 선에서 적절하게 운동하는 것이 좋다.

어쩌면 감기는 정신없이 건강을 희생하며 달려가는 현대인에게 '잠깐 쉬어 가라'고 말을 건네는 소중한 브레이크인지도 모른다. 그러니 '몸을 제발 좀 돌봐주세요'라는 신호로 받아들이고 푹 쉬자. 그러면 우리 몸은 금방 기운을 낼 것이며, 큰 병에 시달리는 일도 없을 것이다. 이제 소중한 자신의 몸을 보살피는 일을 '감기'로부터 시작해보자.

참고문헌(본문 인용 도서)

1 강윤화, '감기에 대한 속설과 진실', 《일요신문》, 2016년 1월 13일

2 EBS, '감기 2부-낫게 해드릴게요', 2008년 6월 24일

3 EBS, '감기 1부-약을 찾아서', 2008년 6월 23일

4 남주현, '감기약 먹은 후 비타민C…발암물질 유발', 《SBS뉴스》, 2016년 10월 18일

5 이화영, '감기약 먹었는데 왜 변비가 올까?', 《과학동아》, 2012년 7월호

6 김수진, '나이 따라 다른 약 효과', 《헬스조선》, 2016년 11월 2일

7 EBS, '감기 1부-약을 찾아서', 2008년 6월 18일

8 EBS, '감기 1부-약을 찾아서', 2008년 6월 18일

9 김홍빈, '항생제 내성, 이대로 두면 미래에 큰 재앙', 《연합뉴스》, 2016년 11월 2일

10 EBS, '감기 1부-약을 찾아서', 2008년 6월 23일

11 윤선희, '대한민국은 종합감기약 중독 나라', 《부천포커스》, 2014년 4월 21일

12 류장훈, '한국 의사에게 치료받고 싶다', 《중앙일보》, 2015년 9월 25일

13 EBS, '감기 2부-낫게 해드릴게요', 2008년 6월 24일

14 EBS, '감기 1부-약을 찾아서', 2008년 6월 18일

15 조현아, '아프면 무조건 주사? 병원에서 수액 권하는 이유', 《파이낸셜뉴스》, 2016년 10월 22일

16 EBS, '감기 2부-낫게 해드릴게요', 2008년 6월 24일

17 박기효, '병원 처방 항생제 64%가 9세 이하 아동', 《MBN뉴스》, 2014년 10월 16일

18 김용, '감기 아닌데…기침만 계속되면 심장병 의심', 《코메디닷컴뉴스》, 2016년 11월 4일

19 송정, '감기약에 비타민C 함께 먹으면 초기 감기 증상 완화에 도움된다', 《중앙일보》, 2012년 11월 13일

20 오수진, '고용량 비타민C, 감기 예방에 정말 효과 있을까', 《연합뉴스》, 2015년 2월 28일

21 최영철, '누구도 말하지 않는 합성비타민의 진실', 《신동아》, 2012년 12월호

22 온라인부, '독감 쫓고 면역력 높이는 비타민C, 합성 아닌 100% 천연 원료로 고르는 TIP', 《이데일리》, 2016년 2월 5일

23 노진섭, '면역 증강 제품, 잘못 쓰면 면역 저하', 《시사저널》, 2009년 11월 24일

24 이재수, '비타민, 음식으로 할 것인가? 보충제로 할 것인가?', 이재수신경외과 홈페이지, 2012년 2월 27일

25 헬스조선 편집팀, '바이러스를 무찌르자, 면역력 키우는 방법 7가지', 《헬스조선》, 2011년 12월 9일

26 강윤화, '감기에 대한 속설과 진실', 《일요신문》, 2016년 1월 13일

27 안태훈, '감기에 대한 속설, 맞다? vs 아니다?', 《JTBC》, 2012년 9월 23일

감기약의 불편한 진실

초판 1쇄 인쇄 2020년 3월 10일
초판 1쇄 발행 2020년 3월 17일

지은이 전나무숲 편집부
펴낸이 강효림

편집 곽도경
디자인 채지연
일러스트 주영란
마케팅 김용우

용지 한서지업(주)
인쇄 한영문화사

펴낸곳 도서출판 전나무숲 檜林
출판등록 1994년 7월 15일·제10-1008호
주소 03961 서울시 마포구 방울내로 75, 2층
전화 02-322-7128
팩스 02-325-0944
홈페이지 www.firforest.co.kr
이메일 forest@firforest.co.kr

ISBN 979-11-88544-43-1 (14510)
979-11-88544-42-4 (세트)

인간의 건강한 삶과 문화를 한권의 책에 담는다

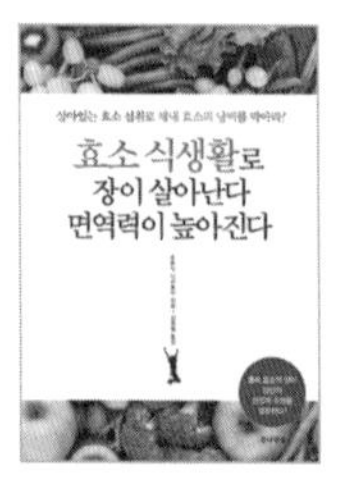

효소 식생활로 장이 살아난다 면역력이 높아진다

체내 효소(인체에서 생성하는 효소)의 양은 정해져 있기 때문에 효소를 얼마나 보존하느냐가 건강을 좌우한다. 나쁜 먹을거리, 오염된 환경, 잘못된 식습관 때문에 갈수록 줄어드는 체내 효소를 어떻게 하면 온존하고 보충할 수 있는지, 장 건강을 위해 효소 식생활이 얼마나 중요한지 알기 쉽게 설명한다.

츠루미 다카후미 지음 | 김희철 옮김 | 244쪽 | 값 14,000원

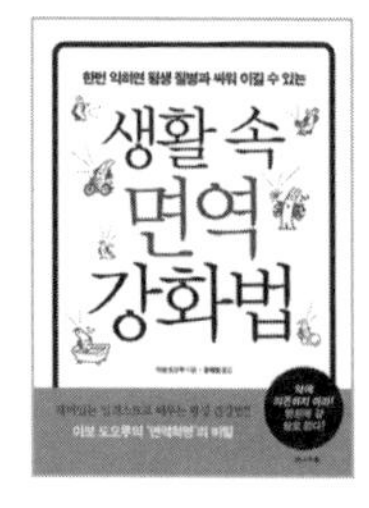

생활 속 면역 강화법

세계적인 면역학자 아보 도오루의 면역학 이론을 쉽게 풀어쓴 책. 어려운 의학 용어와 복잡한 원리를 일러스트로 쉽고 재미있게 설명하면서 생활 속에서 누구나 실천할 수 있는 면역력 강화법을 제시한다. 특히 '면역력을 높이는 10가지 방법'은 아보 도오루가 제창해온 면역학 이론에서 '핵심 중의 핵심'이라는 평가를 받는다.

아보 도오루 지음 | 윤혜림 옮김 | 236쪽 | 값 14,000원

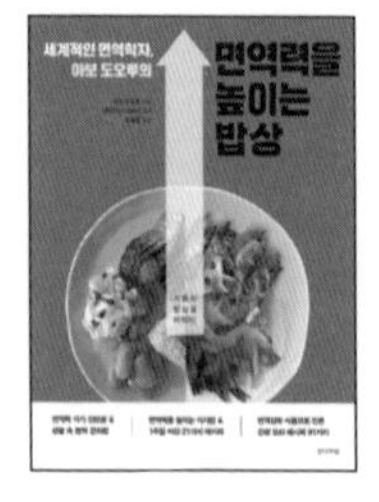

면역력을 높이는 밥상

면역력을 높일 수 있는 생활 속 면역 강화법과 식사법을 소개한 면역 강화 지침서. 각종 질병과 스트레스, 환경오염 속에서 면역력을 높이고 건강을 지키는 방법을 쉽고 구체적으로 소개한다. 면역력을 높이는 일주일 식단과 일상생활에서 자주 먹는 식품으로 면역력을 높이는 방법, 이들 식품을 이용한 레시피를 담았다.

아보 도오루 지음 | 겐미자키 사토미 요리 | 윤혜림 옮김 | 308쪽 | 값 18,000원

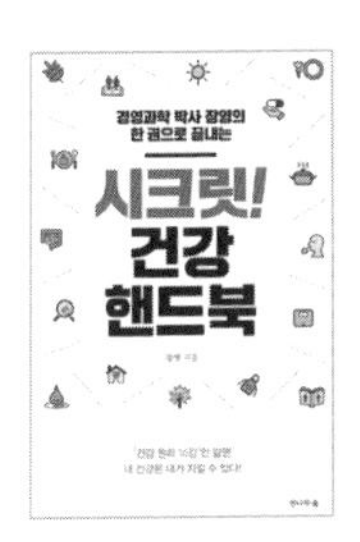

경영과학박사 장영의 한 권으로 끝내는 **시크릿! 건강 핸드북**

아는 만큼 건강이 보인다! 건강은 우리 몸의 핵심 원리만 알면 스스로 지킬 수 있다. 타고난 '약골'이었던 저자가 20여 년간 해온 건강(의학) 공부를 체계적으로 정리한 핵심 원리들이다. 총 10강의 주제로 몸 전체를 아루르는 각 장기와 건강의 영역을 하나의 맥락으로 꿰고 있어 건강의 원리를 이해하기 쉽게 풀어준다.

장영 지음 | 260쪽 | 13,000원

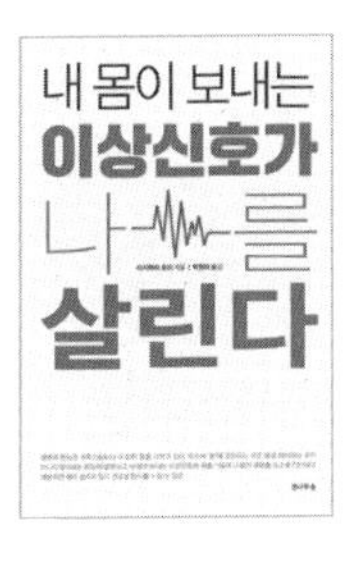

내 몸이 보내는 이상신호가 나를 살린다

병을 두려워하지 마라, 병이야말로 내 몸이 보내는 생존 신호다! '병'에 걸린다는 것은 몸을 해치려는 것이 아니라 살리려는 본능의 발현이다. 내 몸이 이상신호를 보냈을 때 바로 알아차리고, 몸의 자연치유력을 강화하는 방법으로 혈액을 깨끗이 정화하면 그 어떤 병이든 자신이 스스로 예방하고 치유할 수가 있다.

이시하라 유미 지음 | 박현미 옮김 | 260쪽 | 13,000원

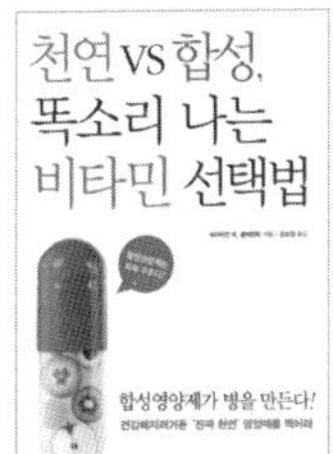

천연 VS 합성, 똑소리 나는 비타민 선택법

'천연'의 탈을 쓴 합성영양제의 추악한 진실을 알린다. 생체이용률이 높고 건강 증진 효과가 뛰어난 영양소는 천연영양소이고, 합성영양제는 우리 몸에 독소로 작용한다는 사실을 연구 결과를 통해 보여준다. 또 진짜 천연제품은 어떻게 구별되는지, 영양제는 얼마나 섭취해야 하는지 등 소비자의 확실한 판단 기준을 제시한다.

브라이언 R. 클레멘트 지음 | 김소정 옮김 | 210쪽 | 값 11,000원

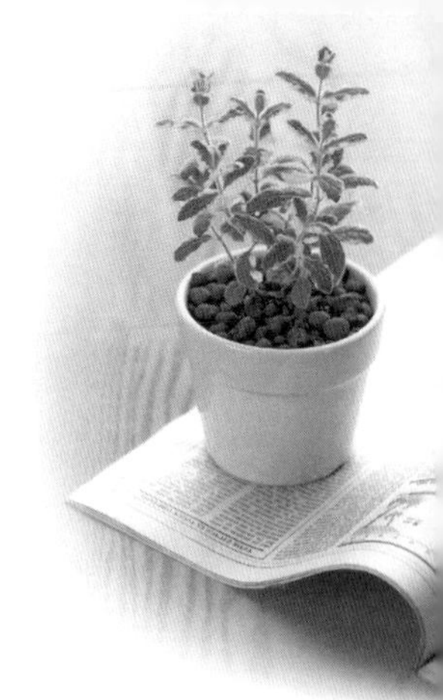

전나무숲 건강편지를
매일 아침, e-mail로 만나세요!

전나무숲 건강편지는 매일 아침 유익한 건강 정보를 담아 회원들의 이메일로 배달됩니다. 매일 아침 30초 투자로 하루의 건강 비타민을 톡톡히 챙기세요. 네이버 블로그에는 전나무숲 건강편지 전편이 차곡차곡 정리되어 있어 언제든 필요한 내용을 찾아볼 수 있습니다.

http://blog.naver.com/firforest

'전나무숲 건강편지'를 메일로 받는 방법
forest@firforest.co.kr로 이름과 이메일 주소를 보내주세요.
다음 날부터 매일 아침 건강편지가 배달됩니다.

유익한 건강 정보,
이젠 쉽고 재미있게 읽으세요!

도서출판 전나무숲의 티스토리에서는 스토리텔링 방식으로 건강 정보를 제공합니다. 누구나 쉽고 재미있게 읽을 수 있도록 구성해, 읽다 보면 자연스럽게 소중한 건강 정보를 얻을 수 있습니다.

http://firforest.tistory.com